DELIUS KLASING

BLAUWASSER.DE

Dr. Stefanie Kamke Sönke Roever

seefit statt seekrank

Mit Illustrationen
von Marion Schreiber

Delius Klasing Verlag

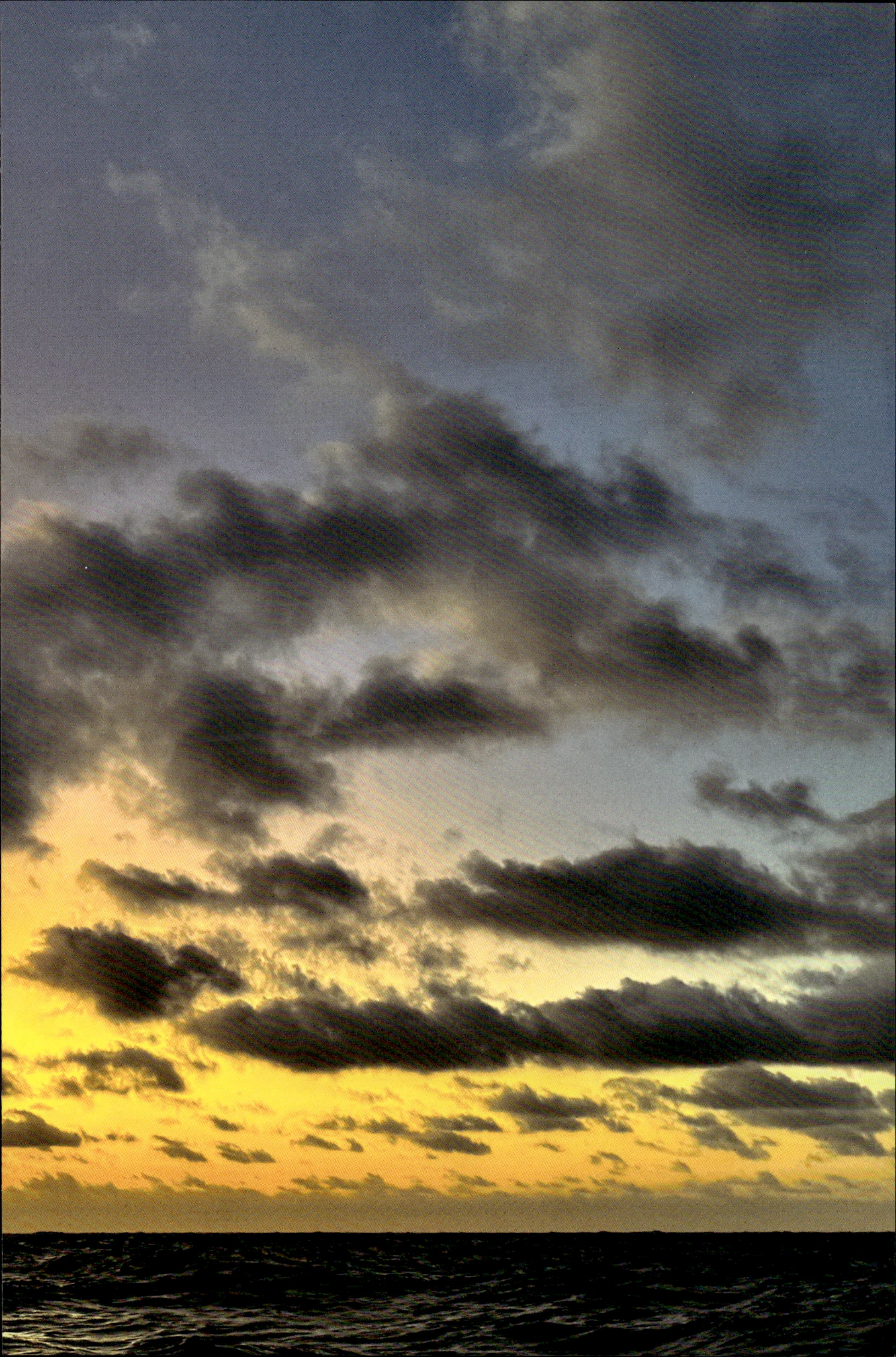

Vorwort

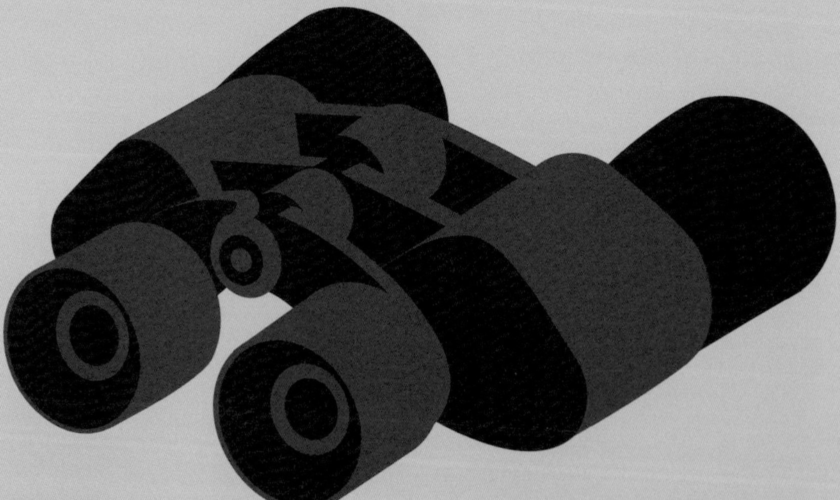

Die See kennt keine Gnade

Seien wir ehrlich – Seekrankheit ist für viele buchstäblich zum Kotzen. Und wenn sie das nicht ist, dann ist sie zumindest ein lästiges Übel, das jeder vermeiden möchte. So oder so ähnlich lässt sich wohl die allgemeine Wahrnehmung beschreiben, wenn jemandem an Bord flau wird.

Seekrankheit ist ein komplexes Zusammenspiel vieler Faktoren. Auch wenn die Vorgänge im menschlichen Körper noch nicht vollständig erforscht sind, ist es möglich, die Seekrankheit mit den richtigen Maßnahmen, Methoden und Techniken nicht nur in Schach zu halten, sondern abzulegen.

„Seefit statt seekrank" zu sein, lautet das Ziel dieses Buches. Um dies zu erreichen, betrachten wir das Thema aus den Blickwinkeln der Medizin, der Psychologie und der Bewegungslehre. Dabei ist dieses Buch bewusst kein wissenschaftliches Fachbuch, sondern soll dazu dienen, die vielseitigen Erscheinungsformen der Seekrankheit verständlich und nachvollziehbar zu erklären, um sie verstehen, erkennen, behandeln und vermeiden zu können.

Um das Ziel „seefit" bestmöglich zu erreichen, ist es ratsam, das Buch der Reihe nach zu lesen, da die einzelnen Kapitel aufeinander aufbauen.

Viel Spaß beim Lesen wünschen

Stefanie Kamke und Sönke Roever

1 Was ist Seekrankheit?

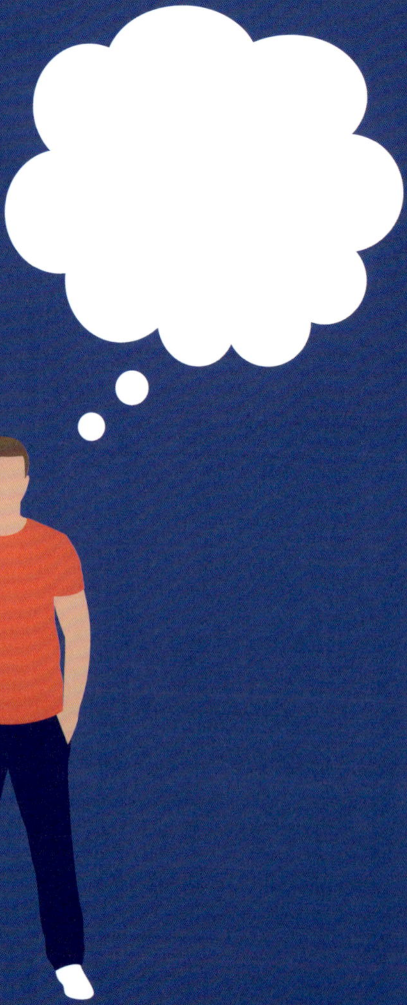

Seekrankheit ist medizinisch gesehen eine Bewegungskrankheit, auch Kinetose oder Motion-Sickness genannt. Bei den Betroffenen kommt es dazu, wenn ungewohnte Bewegungsmuster die Sinne irritieren. Diese Irritation löst verschiedene Symptome aus – unter anderem die bei vielen Wassersportlern bekannte und gefürchtete Übelkeit. Relevant sind dabei passive Bewegungen, die auf den Körper einwirken. Aktive, selbst ausgeführte Bewegungen lösen nur sehr selten Symptome aus. Dieser Effekt ist gut im Rahmen der allgemeinen Reisekrankheit zu bemerken. Mitfahrern im Auto oder Bus kann übel werden, dem Fahrer des Fahrzeugs in der Regel nicht. Ähnlich verhält es sich im Flugzeug: Bei Turbulenzen wird normalerweise nur den Passagieren und nicht den Piloten schlecht.

Eine Bewegungskrankheit kann ebenfalls auftreten, wenn sich augenscheinlich der Raum und nicht der Körper bewegt. Diese Form der Bewegungskrankheit kann bei der Nutzung von Virtual-Reality-Brillen oder beim Spielen von Computerspielen auf besonders großen Bildschirmen auftreten und wird dann je nach Anwendung „simulator sickness“ oder „gaming sickness” genannt. Aus der Raumfahrt wiederum ist die „Space Motion Sickness“ oder auch Raumkrankheit bekannt, die durch den Verlust der Schwerkraft als Bezugsgröße hervorgerufen wird.

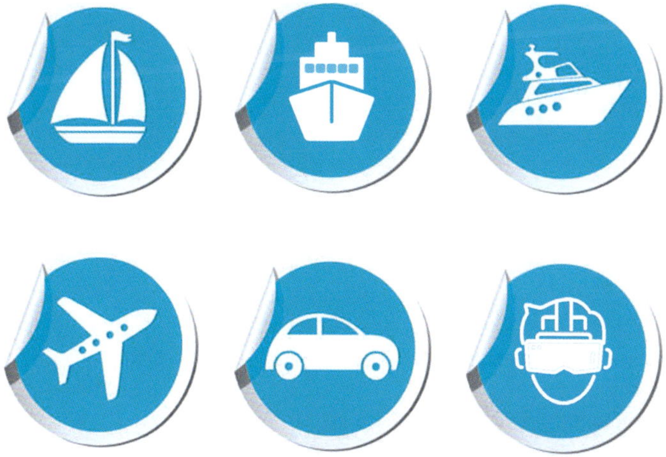

Yacht, Kreuzfahrtschiff, Motorboot, Flugzeug, Auto und Virtual-Reality-Brille, die Bewegungskrankheit kann in sehr unterschiedlichen Situationen auftreten.

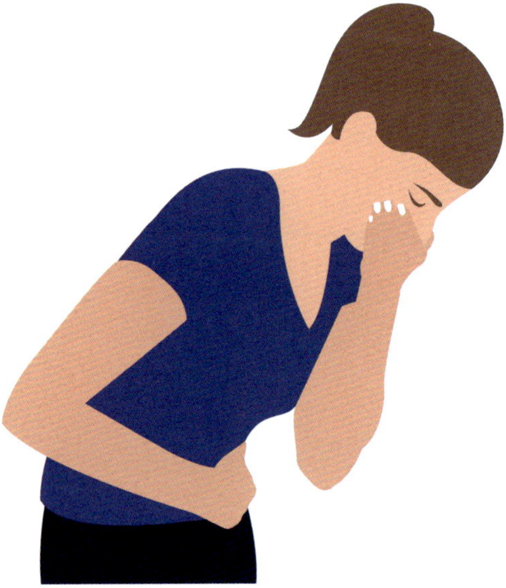

Übelkeit und Erbrechen sind die am häufigsten genannten Symptome bei Seekrankheit.

Die bekannteste Form der Bewegungskrankheit ist die Seekrankheit. Sie entsteht durch ungewohnte Bewegungen und daraus resultierenden widersprüchlichen Sinneseindrücken. Es kommt zu einem Konflikt der Sinne und damit zur Auslösung der Symptome als natürliche Reaktion des Körpers auf den unbekannten Bewegungsreiz. So gesehen ist die Seekrankheit gar keine Krankheit im eigentlichen Sinne, sondern eher ein Symptomkomplex.

Das wusste 1936 schon John Hill, Bordarzt des Passagierdampfers AQUITANIA, als er feststellte, dass es sich bei Seekrankheit um eine „physiologische Reaktion gesunder Individuen auf einen unphysiologischen Reiz" handelt – sinngemäß eine normale Körperreaktion gesunder Menschen auf (für den Körper) unnormale Reize/Bewegungen.

Findet die Bewegung, die die Symptome auslöst, ein Ende, klingen diese innerhalb kürzester Zeit wieder ab. Viele Seereisende kennen den Effekt: Hängt man an Bord bei Seegang eben noch lethargisch in einer Ecke oder gar über der Reling, sind alle Beschwerden wie weggeblasen, sobald man wieder festen Boden unter den Füßen hat. Der Begriff „Bewegungskrankheit" ist daher gar nicht so gut gewählt. „Bewegungskonflikt" oder „Bewegungsreaktion" wäre treffender.

Seekrankheit mal andersherum

Manche Menschen haben nach einer längeren Seereise Schwierigkeiten, an Land aufrecht und geradeaus zu laufen; andere wiederum fallen bei den ersten Schritten einfach um. Hin und wieder treten auch Schwindel, Müdigkeit oder Kopfschmerzen auf. In abgeschwächter Form kennen einige das Gefühl, dass nach einer gewissen Zeit auf See dann an Land der Raum, in dem sie sich befinden, schwankt. Besonders ausgeprägt ist diese Wahrnehmung in kleinen Räumlichkeiten wie der Toilette oder der Dusche. Dann haben sich die Sinne stark an das schwankende Schiff adaptiert, und der Körper ist durch das plötzliche Umschalten von wackeligem zu festem Untergrund irritiert, sodass es quasi zu einer Verkehrung der Seekrankheit kommt. Dieser Effekt kann unterschiedlich stark ausgeprägt sein, verschwindet meistens aber nach kurzer Zeit wieder. Bleiben die Symptome länger als 48 Stunden bestehen, werden sie als Landkrankheit oder „Mal de Debarquement" bezeichnet.

2 Wer ist von Seekrankheit betroffen?

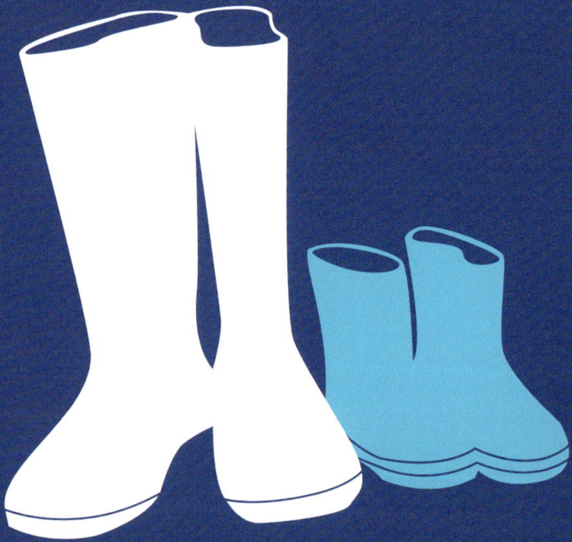

Seekrankheit betrifft nicht nur ein paar wenige Personen. Im Gegenteil, sie ist unter Seefahrern weit verbreitet und trifft keineswegs nur jene, die noch Neulinge auf dem Wasser sind. Auch erfahrene Wassersportler und Seereisende können seekrank werden. Wenn die Bedingungen an Bord schlecht genug sind, erwischt es fast jeden. Das zeigen Versuche mit Personen in Rettungsinseln bei Seegang: Ist die Aufenthaltsdauer sehr lang und/oder die Bewegungen sehr stark, werden nahezu alle Insassen seekrank.

Grob geschätzt sind rund 90 Prozent der Menschen in irgendeiner Form für die Seekrankheit anfällig. 30 Prozent von denen, die zeitweise oder auch öfter ein Boot besteigen, werden regelmäßig seekrank; von diesen 30 Prozent wiederum befinden sich 10 Prozent am oberen Ende der Skala und werden nahezu immer und sehr stark seekrank. Die Symptome sind dabei unterschiedlich ausgeprägt und treten zu unterschiedlichen Zeitpunkten auf. Einigen Menschen reicht schon ein leichtes Schaukeln des Schiffs im Hafen, andere erwischt es erst bei schwerem Seegang.

Die im Folgenden vorgestellten Kriterien – Alter, Geschlecht, Herkunft und Vorerkrankungen – haben einen Einfluss auf die Anfälligkeit für Seekrankheit. Wichtig zu verstehen ist dabei, dass sie lediglich eine Tendenz oder eine Art Basisrisiko aufzeigen, jedoch definitiv nicht die Haupteinflussfaktoren für das Auftreten von Seekrankheit sind.

Alter

Fangen wir vorne im Leben an: Wenn Kinder noch sehr klein sind, und insbesondere, wenn sie noch nicht laufen können, stellt die Seekrankheit kein Problem dar. Das liegt unter anderem daran, dass der Gleichgewichtssinn bei Kleinkindern noch nicht vollständig entwickelt ist. Ab dem zweiten Lebensjahr kann Seekrankheit auftreten. Interessant ist in dem Zusammenhang, dass die meisten kleinen Kinder, die mit an Bord eines Bootes genommen werden, noch nicht mit dem Thema Seekrankheit konfrontiert wurden – sie kennen oder verstehen es (noch) nicht und haben keine Angst davor. Man könnte auch sagen, dass sie unvoreingenommen an die ganze Sache herangehen und sich keine Gedanken über die Seekrankheit machen. Wer also bisher Bedenken hatte, kleine Kinder mit an Bord zu nehmen, dem können wir entgegenhalten: In Bezug auf Seekrankheit stellt das in den wenigsten Fällen ein Problem dar. Es ist sogar sehr sinnvoll, Kinder bereits mit an Bord zu nehmen, wenn sie noch sehr klein sind, weil sie damit von klein auf an das Geschaukel im Boot gewöhnt werden.

Ab dem Erwachsenenalter gilt die einfache Regel: je älter, desto besser. Aus Studien ist bekannt, dass bei Erwachsenen im Alter das Risiko für das Auftreten der Seekrankheit sinkt. Einer der Gründe dafür ist, dass mit zunehmendem Alter die Sensibilität des Gleichgewichtsorgans abnimmt.

Geschlecht

Frauen werden häufiger seekrank als Männer, und die Phase der Gewöhnung an den ungewohnten Bewegungsreiz dauert bei ihnen länger. Außerdem variiert das Auftreten der Seekrankheit während des weiblichen Zyklus – beispielsweise tritt sie während der Regelblutung eher auf als zum Zeitpunkt des Eisprungs. Zudem sind schwangere Frauen anfälliger. Vor diesem Hintergrund werden sowohl die höhere Empfindlichkeit als auch die wechselhafte Anfälligkeit bei der Seekrankheit oft mit dem weiblichen Hormonhaushalt begründet.

Herkunft

Neben Alter und Geschlecht spielt auch die Herkunft eine Rolle bei der Seekrankheit. Verschiedene Studien haben gezeigt, dass Menschen afrikanischer, amerikanischer oder europäischer Herkunft deutlich weniger anfällig sind als Menschen asiatischer Herkunft. Vermutet wird unter anderem eine genetisch bedingte erhöhte Produktion eines bestimmten Botenstoffs im Körper. Für die genetische Komponente sprechen auch Untersuchungen mit Zwillingen, die zeigen, dass unter Bewegungssimulation beide Zwillinge in gleichem Ausmaß reagieren.

Vorerkrankungen

Es gibt Vorerkrankungen, die das Auftreten der Seekrankheit stärker beeinflussen als andere. Wer beispielsweise unter Migräne leidet, wird häufiger seekrank. Auch das Vorliegen einer Histaminintoleranz erhöht das Risiko, seekrank zu werden. Zudem können bestimmte Medikamente das Auftreten von Übelkeit fördern, auch wenn die Grunderkrankung selbst das Risiko nicht verstärkt, beispielsweise einzelne Antibiotika oder Schmerzmittel.

Alter, Geschlecht und Herkunft sind hinsichtlich Seekrankheit Faktoren, die sich nicht beeinflussen lassen.

3 Wie macht sich Seekrankheit bemerkbar?

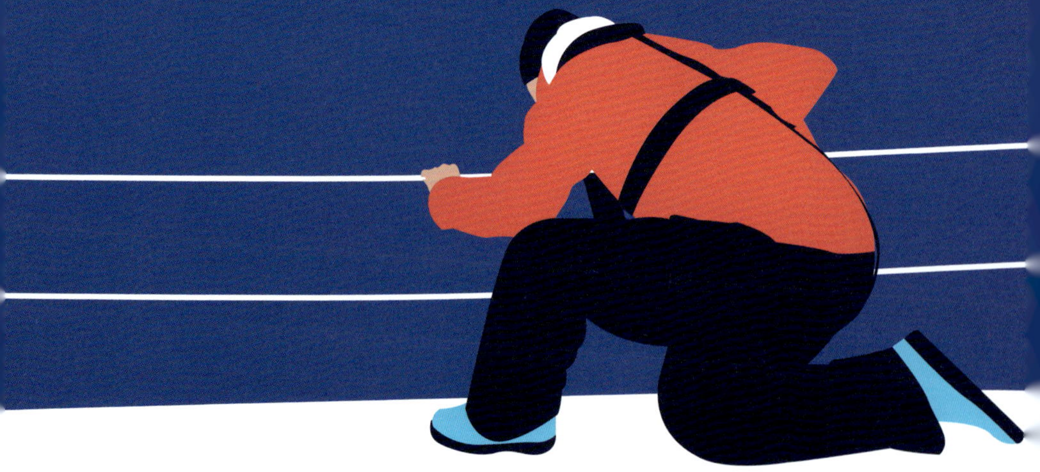

Fragt man Menschen nach den Symptomen der Seekrankheit, werden Übelkeit und Erbrechen am häufigsten genannt. Fast jeder kennt Berichte von Seglern, die „die Fische gefüttert“ haben, oder von Kreuzfahrt-Passagieren, die „über der Reling hingen”. Und wer schon einmal bei stürmischem Wetter in der Elbmündung mit der Fähre von Cuxhaven nach Helgoland übergesetzt hat, dem dürfte das Thema Seekrankheit ebenfalls begegnet sein.

Doch Übelkeit und Erbrechen sind bei Weitem nicht die einzigen Symptome der Seekrankheit. Bereits im Vorfeld treten verschiedene Symptome auf, beispielsweise Blässe, Schweißausbrüche und/oder vermehrter Speichelfluss. Die Atmung verändert sich und wird, ähnlich wie in Stresssituationen, mit zunehmender Seekrankheit schneller und stärker. Außerdem können Kopfschmerzen hinzukommen.

Seekrankheit bringt aber auch Beschwerden mit sich, die nicht so offensichtlich zum Symptomkomplex der Seekrankheit gehören und ebenfalls der Übelkeit vorausgehen. Wer schon einmal eine längere Seereise unternommen hat, wird rückblickend vielleicht feststellen, dass die ersten ein bis zwei Tage an Bord nicht die besten waren. Viele Segler hängen zu Beginn eines Törns an Bord „in den Seilen“, sind sehr müde, müssen ständig gähnen und haben wenig Lust auf all die anfallenden Arbeiten, die an Bord so zu tun sind. Dann bleibt das Segel auch mal länger ungetrimmt, Logbucheinträge werden kurzgehalten und Reparaturen werden nur gemacht, wenn es unbedingt sein muss. Es herrscht eine gewisse Lethargie und Antriebslosigkeit an Bord.

Das Frühstadium der Seekrankheit – das Sopite-Syndrom

- **Müdigkeit**
- **unkontrolliertes Gähnen**
- **Antriebslosigkeit**
- **Desinteresse**
- **Lethargie**

Dieser Symptomkomplex aus Müdigkeit, Gähnen, Antriebslosigkeit, Desinteresse und Lethargie wird als Sopite-Syndrom (englisch für einlullen, schläfrig machen) bezeichnet. Es gilt als eine Art Frühstadium der Seekrankheit, auch wenn es inzwischen den Status eines eigenständigen Syndroms innehat.

Bereits während des Sopite-Syndroms kommt es zu einem körperlichen und mentalen Leistungsabfall, meist ohne dass es dem Einzelnen in der Situation wirklich bewusst ist oder Übelkeit und Erbrechen als klassische Symptome auf die Seekrankheit hinweisen.

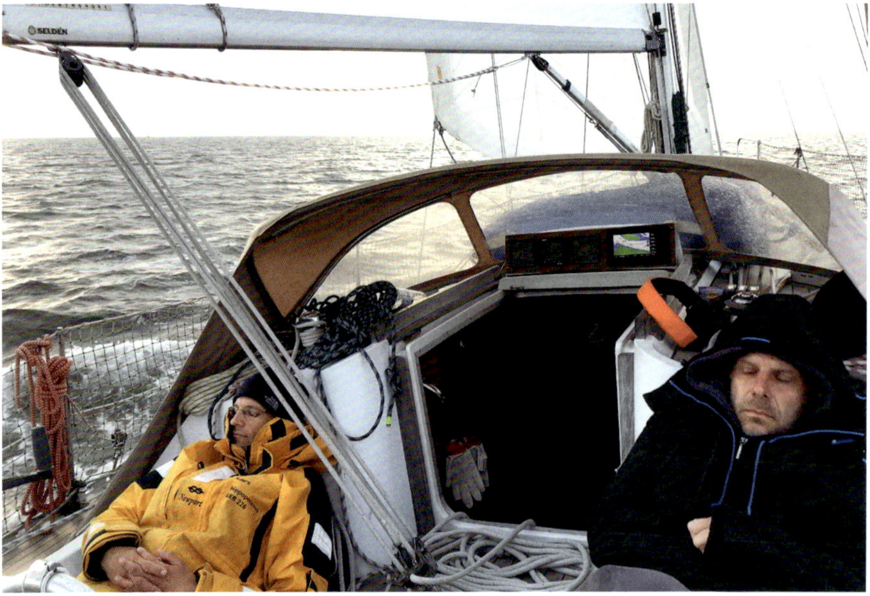

Diese beiden Crewmitglieder befinden sich im Frühstadium der Seekrankheit (Sopite-Syndrom).

Nicht jedem Sopite-Syndrom folgt Seekrankheit mit Übelkeit und Erbrechen, aber jeder Seekrankheit geht das Sopite-Syndrom voraus.

4 Wie entsteht Seekrankheit?

Die Antwort auf die Frage „Warum werde ich seekrank?“ ist für uns eine der wichtigsten Fragen rund um das Thema Seekrankheit. Denn wer versteht, wie es überhaupt zur Seekrankheit kommt, kann Lösungen zur Vorbeugung und Behandlung finden und die Angst vor der Seekrankheit abbauen.

Um die Frage nach dem Warum zu beantworten, hilft es zu verstehen, dass die Seekrankheit nicht auf einem einzelnen Faktor beruht, sondern durch ein Zusammenspiel verschiedener Faktoren entsteht. Es gibt sozusagen unterschiedliche Vorgänge im menschlichen Körper, die dazu führen, dass sich die entsprechenden Symptome äußern. Da es unterschiedliche Vorgänge sind, werden sie in diesem Buch einzeln aus den Blickwinkeln der Medizin, der Psychologie und der Bewegungslehre betrachtet. Aus diesen drei Blickwinkeln wird zwar das gleiche Problem betrachtet, aber jeweils von einer anderen Seite beleuchtet. Je nach Blickwinkel treten dann andere Aspekte in den Vordergrund. Zur Verdeutlichung kann man sich einen Elefanten vorstellen, um den herum drei Betrachter auf Stühlen sitzen. Ein Betrachter sitzt hinter dem Elefanten, ein Betrachter schräg links vor ihm und ein Betrachter schräg rechts vor ihm. Die Betrachter stehen sinnbildlich für die genannten Bereiche Medizin, Psychologie und Bewegungslehre. Bei dieser Anordnung sieht jeder Betrachter ein anderes Bild des Elefanten. Beispielsweise sieht der Betrachter hinter dem Elefanten dessen Hinterteil, nicht aber seinen Rüssel. Der Betrachter schräg links vor dem Elefanten wiederum sieht den Rüssel, ein Auge und ein Ohr, nicht aber das Hinterteil. Mit anderen Worten: Die Blickwinkel und die damit zusammenhängenden Ansichten des Elefanten sind unterschiedlich, obwohl alle drei Betrachter denselben Elefanten ansehen.

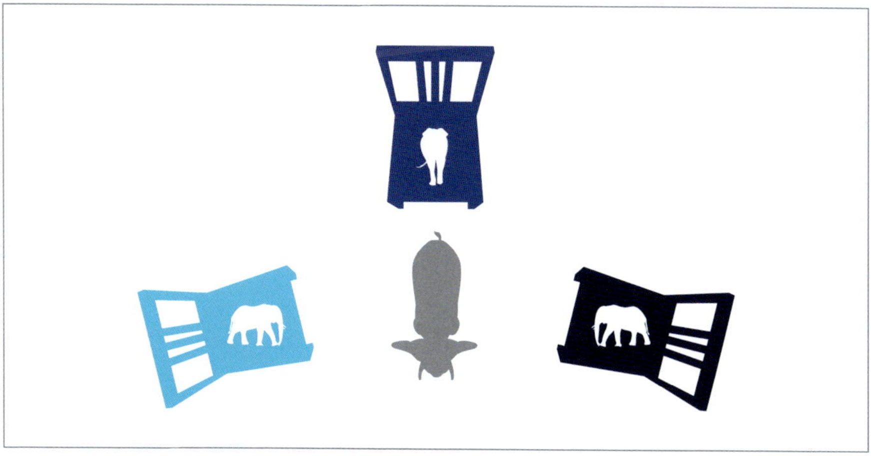

Je nach Blickwinkel ist die Ansicht des Elefanten eine etwas andere.

Medizinische Aspekte
Die ungewohnten Bewegungen eines Schiffes können körperliche Reaktionen auslösen. Es geht um Sinnesorgane und um Botenstoffe.

Psychologische Aspekte
Die ungewohnten Bewegungen eines Schiffes können psychische Reaktionen auslösen. Es geht um Stress, Angst und Erwartung.

Aspekte der Bewegungslehre
Die ungewohnten Bewegungen eines Schiffes können in Kombination mit den eigenen Bewegungen an Bord ursächlich für die Seekrankheit sein.

Im Folgenden werden wir aus diesen drei Blickwinkeln die Seekrankheit ausführlich betrachten. So entsteht ein umfassendes Gesamtbild der Seekrankheit und es wird ersichtlich, warum Menschen seekrank werden und was dagegen unternommen werden kann.

Medizinische Aspekte

Sinne

Um die Ursachen der Seekrankheit besser zu verstehen, ist es notwendig, sich etwas genauer mit den Sinnesorganen des Menschen zu beschäftigen. Sie bilden die Schnittstelle zwischen dem Menschen und seiner Umwelt. Mehr noch: Sie nehmen Reize von außen auf und verarbeiten sie.

Es gibt fünf klassische Sinne: den Sehsinn (Auge), den Hörsinn (Ohr), den Geruchssinn (Nase), den Geschmackssinn (Mund) und den Tastsinn (Haut). Darüber hinaus gibt es noch zwei weitere wichtige Sinne, die nicht so offensichtlich auf der Hand liegen: den Gleichgewichts- sowie den Tiefensinn. Diese beiden Sinne werden zusammen auch als Lagesinn bezeichnet und sind für die Wahrnehmung von Körperhaltung und Bewegung im Raum unerlässlich.

Sinn	System
Sehsinn	**Visuelles System**
Hörsinn	**Auditives System**
Geruchssinn	**Olfaktorisches System**
Geschmackssinn	**Gustatorisches System**
Tastsinn	**Taktiles oder haptisches System**
Gleichgewichtssinn	**Vestibuläres System**
Tiefensinn	**Propriozeptives System**

Von diesen sieben Sinnen sind drei Sinne hauptsächlich an der Entstehung der Seekrankheit beteiligt: der Sehsinn, der Gleichgewichtssinn und der Tiefensinn.

Die drei Sinne der Seekrankheit:
Sehsinn, Gleichgewichtssinn und Tiefensinn.

Sehsinn

Der Sehsinn ist ein sehr präsenter Sinn. Über das Auge als zugehöriges Sinnesorgan ist ersichtlich, wo sich der Körper im Raum befindet und wie die Umgebung aussieht. Es stellt für die meisten Menschen das wichtigste Sinnesorgan dar.

Gleichgewichtssinn

Das körperliche Gleichgewicht wird durch das Gleichgewichtsorgan vermittelt. Es ist ein Teil des Innenohrs und vermittelt über zwei verschiedene Untersysteme, welche Beschleunigung ein Mensch erfährt. Das eine Untersystem besteht aus drei Bogengängen, das andere aus zwei Makulaorganen. Während die drei Bogengänge auf Drehbewegungen des Kopfes reagieren (schütteln, nicken, wackeln), springen die zwei Makulaorgane auf gerade Bewegungen des Kopfes an (vorwärts, rückwärts, seitwärts, auf- und abwärts).

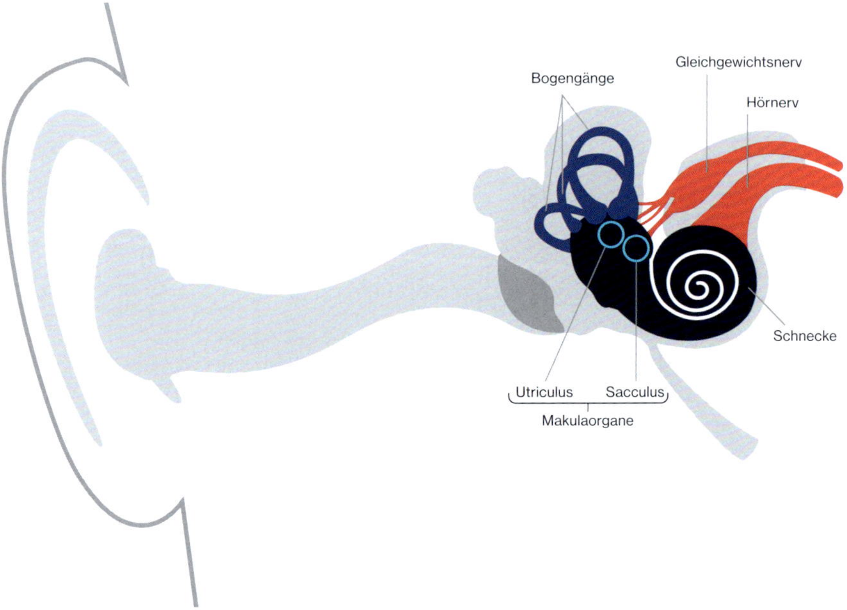

Das Gleichgewichtsorgan sitzt im Innenohr.

Bogengänge

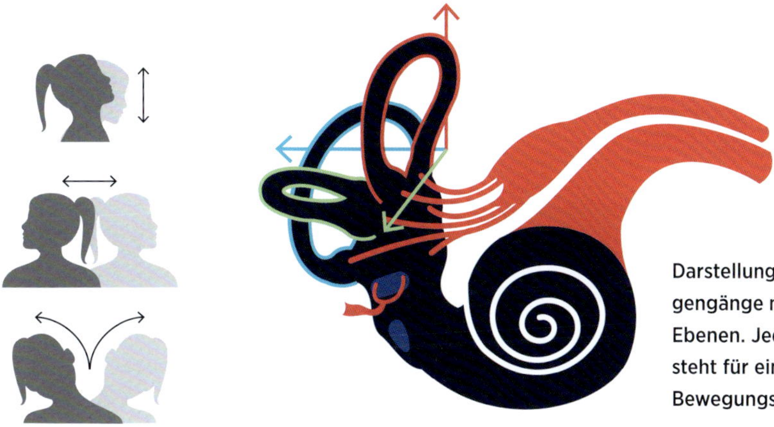

Darstellung der Bogengänge mit ihren Ebenen. Jede Ebene steht für eine andere Bewegungsrichtung.

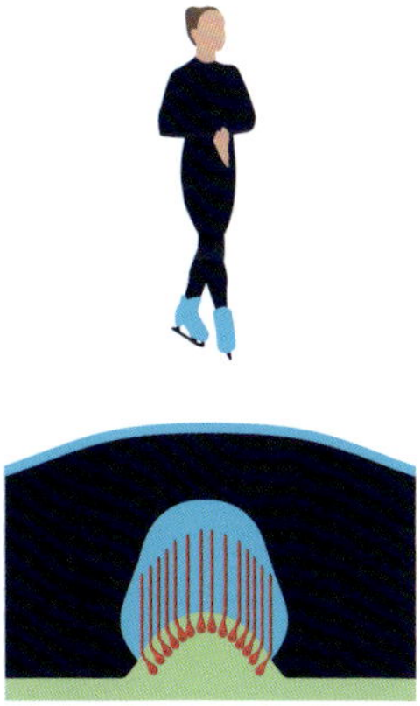

Ohne Drehbewegung sind die Sinneshärchen gerade ausgerichtet.

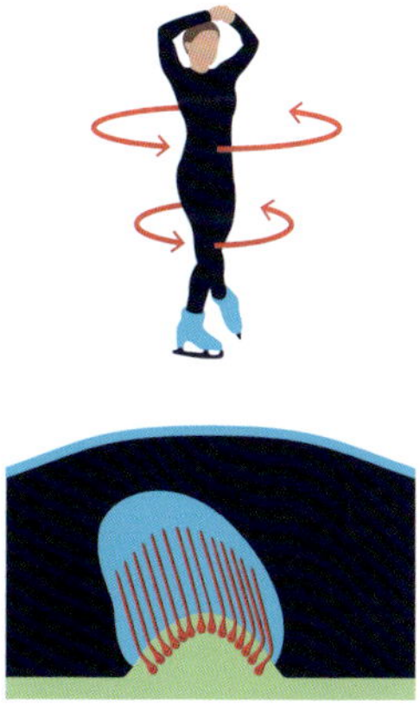

Bei Drehbewegungen werden die Sinneshärchen in eine Richtung abgelenkt.

Die drei Bogengänge sind wie drei aneinandergrenzende Seiten eines Würfels angeordnet und mit einer Flüssigkeit gefüllt. Sie haben an einem Ende eine Verdickung, in der sich die eigentlichen Sinneszellen befinden. Die Sinneszellen (rot) sind in einem knöchernen Teil des Innenohrs verankert und haben Härchen (rot), die in eine gallertartige Masse (türkis) ragen. Diese Masse ist von der Flüssigkeit der Bogengänge (dunkelblau) umgeben. Kommt es zu einer Drehbewegung des Kopfes, so bewegt sich das Innenohr und mit ihm der knöcherne Teil (grün), in dem die Sinneszellen verankert sind.

Während der Bewegung bleibt die Flüssigkeit in den Bogengängen aufgrund einer gewissen Trägheit zu Beginn der Drehbewegung noch stehen und hält damit die gallertartige Masse mit den Härchen der Sinneszellen fest. Dadurch kommt es zu einer Scherbewegung zwischen dem knöchernen Anteil des Innenohrs und der gallertartigen Masse. Die Härchen der Sinneszellen werden umgebogen, und das Gleichgewichtsorgan sendet ein Beschleunigungssignal.

Im weiteren Verlauf der Drehbewegung richtet sich die gallertartige Masse wieder aus. Die Härchen richten sich erneut auf, und das Gleichgewichtsorgan sendet kein Signal mehr. Dies erklärt auch, warum mit dem Gleichgewichtsorgan nur Geschwindigkeitsänderungen wahrgenommen werden und keine konstanten Geschwindigkeiten.

Ein Beispiel: Wenn man sich auf einen Drehstuhl setzt und sich um die eigene Achse dreht, vermitteln die Bogengänge zu Beginn die Drehbewegung beziehungsweise Drehbeschleunigung. Im weiteren Verlauf der Drehbewegung gewöhnt sich der Körper mit seinen Sinnen an diese Bewegung, sie wird als nicht mehr so stark wahrgenommen. Wird der Drehstuhl dann nach ein paar Runden angehalten, vermitteln die Bogengänge plötzlich eine Drehung in die entgegengesetzte Richtung. Das Anhalten führt, bedingt durch die Trägheit der gallertartigen Masse im Innenohr, zu einer erneuten Scherbewegung, sodass die Härchen in die entgegengesetzte Richtung abgelenkt werden.

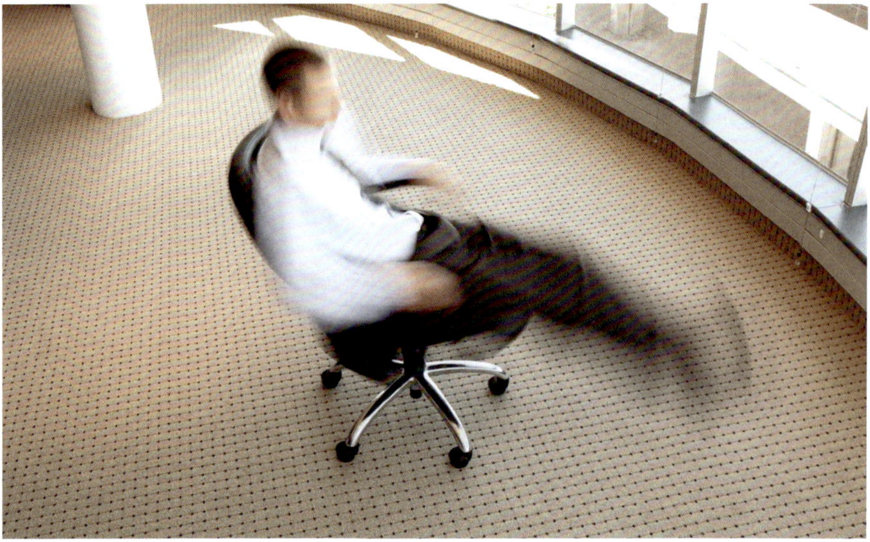

Wenn sich eine Person auf einem Drehstuhl dreht, senden die Bogengänge Signale.

Makulaorgane

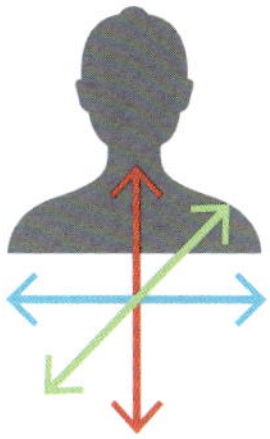

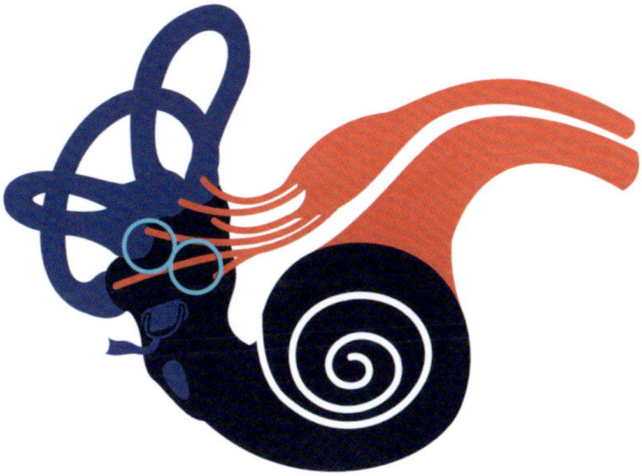

Die Makulaorgane (türkis) Utriculus (links oben) und Sacculus (rechts unten) sitzen zentral im Innenohr.

Die zwei Makulaorgane heißen Sacculus und Utriculus. Der Sacculus ist für die Wahrnehmung senkrechter Bewegungen zuständig (auf- und abwärts), beispielsweise beim Fahrstuhlfahren. Der Utriculus nimmt waagerechte Bewegungen wahr (vorwärts, rückwärts, seitwärts).

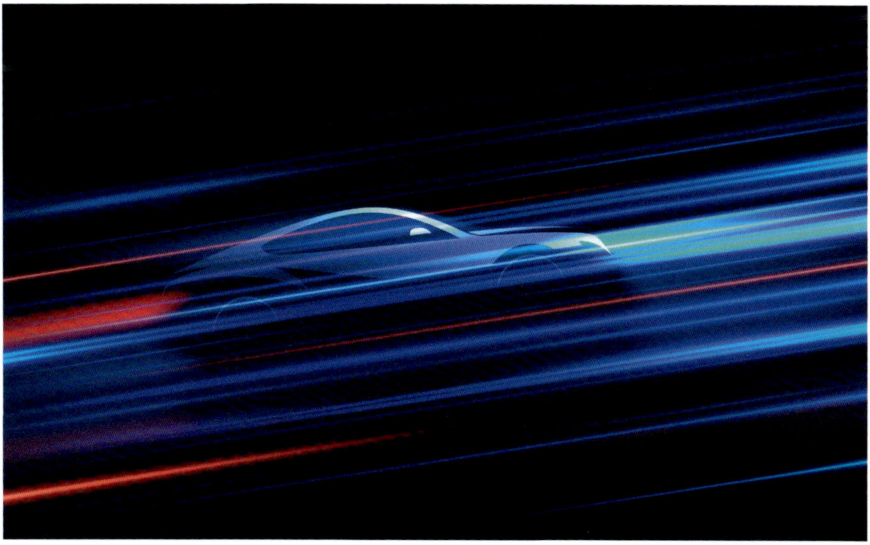

Wird das Auto beschleunigt, senden die Makulaorgane Signale.

Die Sinneszellen (rot) sitzen bei beiden Makulaorganen jeweils im Knochen (grün). Sie haben kleine Fortsätze (rot), die in eine gallertartige Masse (türkis) hineinragen und mit winzigen Haaren verglichen werden können. In dem Gallert befinden sich feine Kalkkristalle (Otolithen). Bei einer Bewegung des Kopfes wird logischerweise der Knochen, in dem die Zellen sitzen, mitbewegt. Die gallertartige Masse kann aufgrund der Trägheit und Schwere der Kristalle dieser Bewegung nicht schnell genug folgen, es kommt zu einer Scherbewegung der Härchen. Wie bei den Bogengängen auch, führt dies zu einer Wahrnehmung von Bewegung.

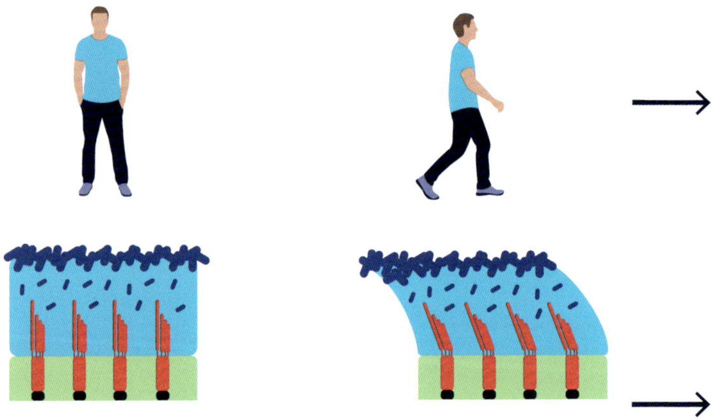

Beispiel für die Arbeit eines der Makulaorgane. Hier erfährt der Utriculus eine lineare, waagerechte Bewegung.

Die Funktionsweise der beiden Makulaorgane lässt sich beim Fahrstuhl- oder Autofahren sehr gut nachvollziehen. Die schnelle Beschleunigung beim Anfahren wird vom Körper wahrgenommen, ebenso das Abbremsen. Die schnelle Fahrt über eine längere Strecke hingegen nicht. Wie bei den Bogengängen auch, nehmen die Sinneszellen der Makulaorgane also nur die Beschleunigung wahr und nicht die Bewegung selbst.

Tiefensinn

Viele Menschen kennen den Tiefensinn gar nicht, obwohl er eine wichtige Rolle spielt. Über den Tiefensinn nimmt der Mensch die Haltung, die Lage und die Bewegung des eigenen Körpers wahr. Die Informationen des Tiefensinns werden überwiegend unbewusst verarbeitet. Außerdem handelt es sich beim Tiefensinn nicht um ein einzelnes Sinnesorgan als solches, sondern eher um ein komplexes Körpersystem.

Für die Wahrnehmung der Informationen des Tiefensinns stehen unzählige Reizempfänger im Körper zur Verfügung (Rezeptoren). Sie befinden sich in den Gelenken, den Muskeln und den Sehnen. Die Rezeptoren übermitteln ständig und präzise Informationen über die Haltung und Bewegungsabläufe aller Körperteile. Darauf basierend trifft der Mensch kontinuierlich und unbewusst Entscheidungen, ob und wie die Lage oder Position des Körpers im Raum verändert werden soll. So kann beispielsweise mit geschlossenen Augen festgestellt werden, ob man liegt, sitzt oder steht. Der Tiefensinn versetzt Menschen auch in die Lage, mit dem Zeigefinger trotz geschlossener Augen die Nasenspitze zu treffen. Außerdem ist er notwendig, um das Gleichgewicht zu halten, da er dem Körper ermöglicht, Ausgleichsbewegungen durchzuführen.

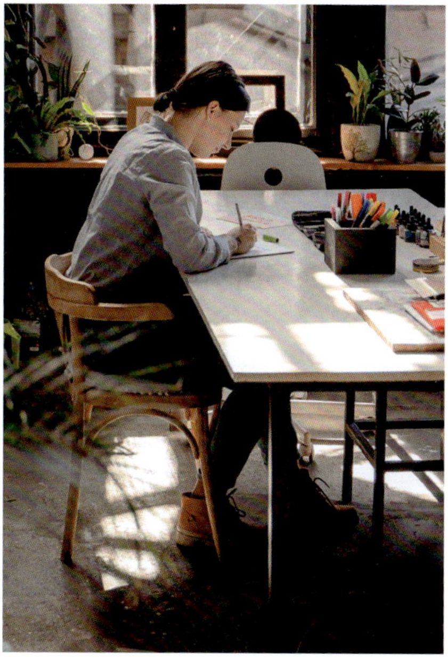

Der Tiefensinn übermittelt Informationen der Lage der Beine und Füße – auch ohne dass sie gesehen werden.

Sensorisches Konfliktmodell

Der menschliche Körper trifft ununterbrochen Entscheidungen, von denen ein Großteil unbewusst abläuft. Und das ist gut so. Andernfalls könnten wir ob der Fülle der Entscheidungen an nichts anderes mehr denken. Vereinfacht dargestellt ist das Gehirn die zentrale Schaltstelle. Hier laufen die Signale der Sinnesorgane zusammen.

In einer gewohnten Umgebung liefern Seh-, Gleichgewichts- und Tiefensinn übereinstimmende Signale über die Umgebung und die Lage des Körpers im Raum. Zum besseren Verständnis kann man sich eine Musikanlage mit drei Lautsprechern vorstellen. An Land erschallt aus allen drei Lautsprechern für gewöhnlich die gleiche Melodie, und das Gehirn als Zuhörer kann sie genießen.

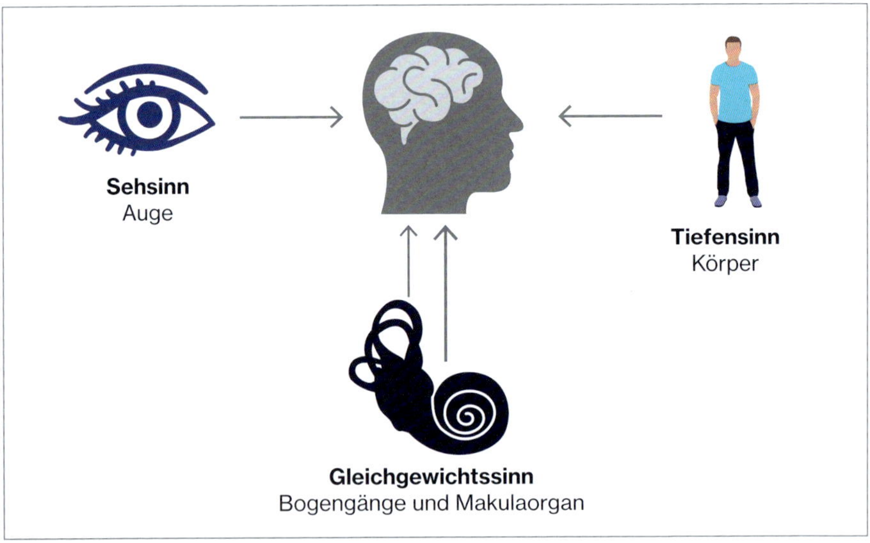

Sehsinn, Gleichgewichtssinn und Tiefensinn liefern Signale, die im Gehirn verarbeitet werden. In einer gewohnten Umgebung stimmen diese Signale überein.

Auf einem Schiff, das bei Seegang unterwegs ist, sieht es manchmal anders aus. Dort kann es Situationen geben, in denen das Gehirn widersprüchliche Informationen erhält. Das ist dann so, als ob unterschiedliche Melodien aus den Lautsprechern kommen, und dieses musikalische Durcheinander tritt primär zwischen dem Sehsinn und dem Gleichgewichtssinn auf.

Das Auftreten solcher widersprüchlichen Informationen erklären Mediziner anhand des „sensorischen Konfliktmodells“, das auch „Mismatch-Theory“ genannt wird. Es liefert die am weitesten verbreitete medizinische Erklärung dafür, warum es zu Bewegungskrankheiten im Allgemeinen und Seekrankheit im Speziellen kommt.

Das sensorische Konfliktmodell unterteilt die möglichen Widersprüche in zwei Kategorien, die A und B genannt werden. Konflikte der Kategorie A entstehen durch Signale des Sehsinns und des Gleichgewichtssinns, die nicht deckungsgleich sind. Konflikte der Kategorie B entstehen im Gleichgewichtsorgan selbst, wenn die Informationen aus den drei Bogengängen und den zwei Makulaorganen falsch gedeutet werden.

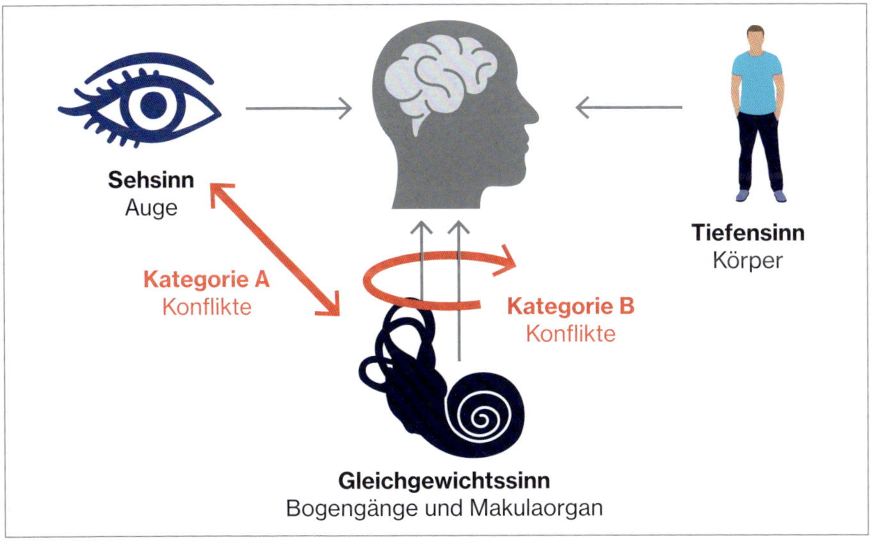

Konflikte der Kategorie A entstehen zwischen Sehsinn und Gleichgewichtssinn, Konflikte der Kategorie B entstehen innerhalb des Gleichgewichtsorgans.

Die Kategorien werden zusätzlich in jeweils drei Untertypen aufgeteilt, die für beide Kategorien identisch sind. Dabei wird unterschieden, ob beide (1), nur der eine (2) oder nur der andere (3) Informationslieferant eine Bewegung wahrnimmt.

Konflikttypen	Kategorie A - Sehsinn / Gleichgewichtssinn	Kategorie B - Bogengänge / Makulaorgane
Typ 1: Beide Eingänge melden unterschiedliche Bewegungen	A1: Sehsinn und Gleichgewichtssinn melden unterschiedliche Bewegungen. Sie sind widersprüchlich	B1: Bogengänge und Makulaorgane melden unterschiedliche Bewegungen / Fehlinterpretation bestimmter Bewegungsmuster
Typ 2: Erster Eingang meldet Bewegung / zweiter Eingang meldet keine Bewegung	A2: Sehsinn meldet Bewegung / Gleichgewichtssinn meldet keine Bewegung	B2: Bogengänge melden Bewegung / Makulaorgane melden keine Bewegung
Typ 3: Erster Eingang meldet keine Bewegung / zweiter Eingang meldet Bewegung	A3: Sehsinn meldet keine Bewegung / Gleichgewichtssinn meldet Bewegung	B3: Bogengänge melden keine Bewegung / Makulaorgane melden Bewegung

Aus zwei Kategorien und drei Untertypen ergeben sich sechs mögliche Kombinationen für Konflikttypen. Sie heißen A1, A2, A3 und B1, B2, B3. Für die Seekrankheit sind drei dieser Konflikttypen relevant:

A1: Der Sehsinn und der Gleichgewichtssinn nehmen beide eine Bewegung wahr. Die Bewegungen sind widersprüchlich.

A3: Der Sehsinn nimmt keine Bewegung wahr, der Gleichgewichtssinn hingegen schon.

B1: Die drei Bogengänge und die zwei Makulaorgane nehmen eine Bewegung wahr. Diese Bewegung wird falsch gedeutet.

Die Konflikte beider Kategorien treten insbesondere bei langsamen, passiven und sich wiederholenden Bewegungen auf, also genau solchen, die auf Schiffen besonders häufig vorkommen. Typisch dafür sind Heben, Senken und Rollen eines Bootes.

Schnelle Bewegungsimpulse, wie sie beispielsweise bei einer Karussell- oder Achterbahnfahrt auftreten können, wirken sich dagegen weniger stark aus.

Es fällt auf, dass in diesen Betrachtungen der Tiefensinn gar nicht vorkommt. Man könnte also meinen, dass er gar kein widersprüchlicher Faktor des Konfliktmodells ist, und vereinfacht gesagt ist das auch zutreffend. Allerdings ist er in allen Fällen beteiligt, da er ständig und präzise Informationen über die Haltung und Bewegungsabläufe aller Körperteile liefert.

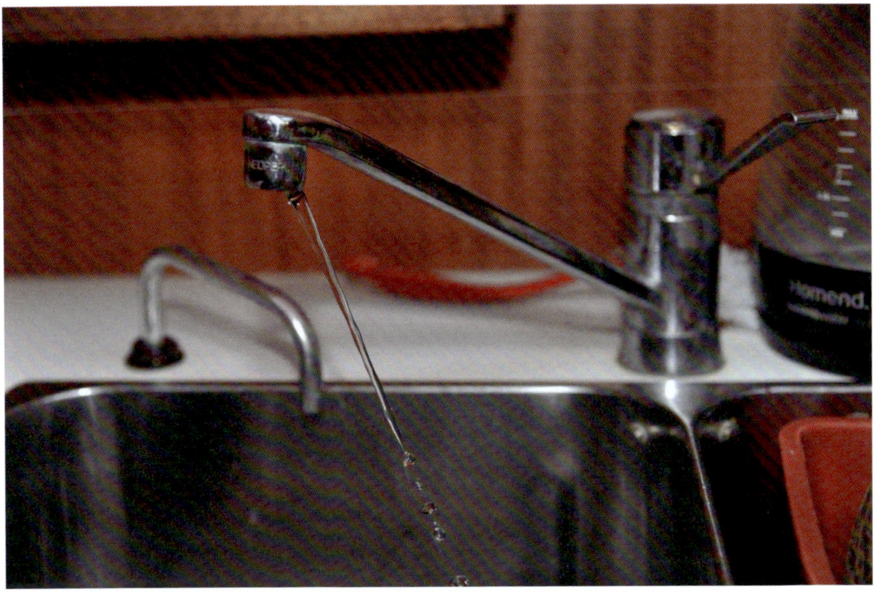

An Bord können viele Situationen Sinneskonflikte auslösen.

Konflikttyp A1

Der Sehsinn und der Gleichgewichtssinn nehmen beide eine Bewegung wahr. Die Bewegungen sind widersprüchlich.

In dem in der rechten Grafik gezeigten Beispiel befindet sich die Person achtern an Deck, also im hinteren Teil des Bootes. Der Seegang kommt von achtern. Wenn eine Welle von hinten unter das Boot läuft, wird das Heck angehoben und mit ihr die Person. Das Auge sieht dann, dass das Boot angehoben wird. Der Sehsinn kann in dieser Situation nur beurteilen, dass es nach oben geht. Mehr nicht! (Grafik roter Pfeil).

Mit dem Gleichgewichtssinn verhält es sich anders. Es entstehen drei verschiedene Bewegungsinformationen. Erstens entsteht eine Beschleunigung nach oben beim Anheben des Hecks (passend zu dem, was das Auge sieht). Zweitens kommt es zu einer Drehbewegung, die auf dem Wellenkamm beim Wechsel zwischen Welle hochfahren und Welle runtersurfen entsteht. Drittens kommt es zu einer Beschleunigung nach vorne und unten, da das Boot in Fahrt ist und mit etwas höherer Geschwindigkeit als vorher die Welle runtersurft (Grafik grüne Pfeile).

Weder die Beschleunigung nach vorne und unten noch die Drehbewegung auf dem Wellenkamm werden vom Auge beziehungsweise dem Sehsinn als solche wahrgenommen. Die Bewegungssignale des Sehsinns stehen somit im Widerspruch zu den Bewegungssignalen des Gleichgewichtssinns, es liegt der Konflikttyp A1 vor.

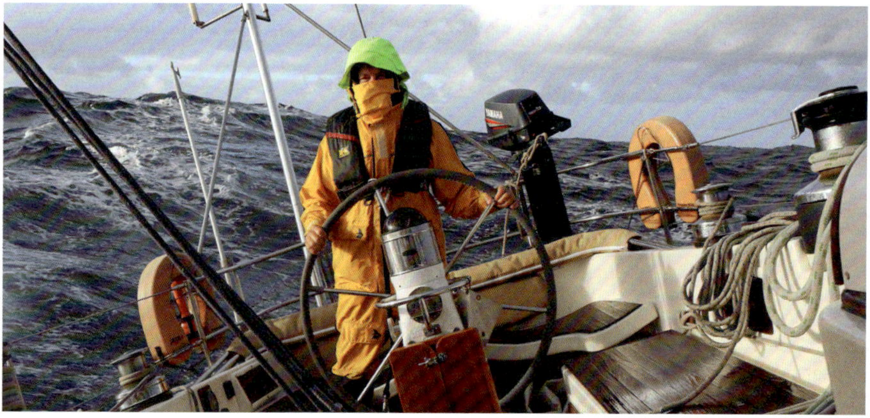

Konflikttyp A1: Sehsinn und Gleichgewichtssinn senden unterschiedliche Bewegungssignale.

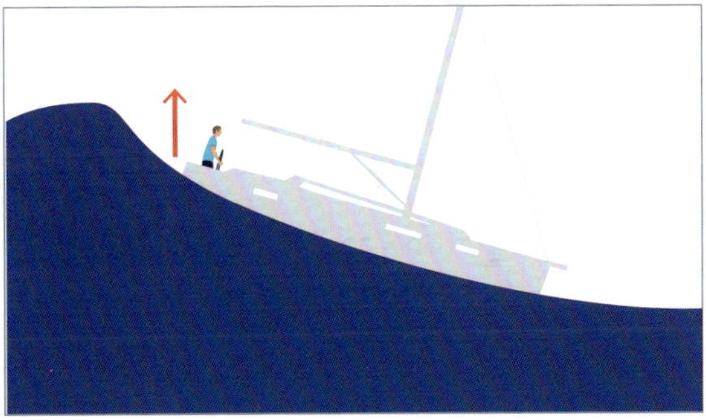

Eine Welle kommt von achtern. Das Heck wird angehoben. Das Auge nimmt das wahr (Sehsinn/roter Pfeil).

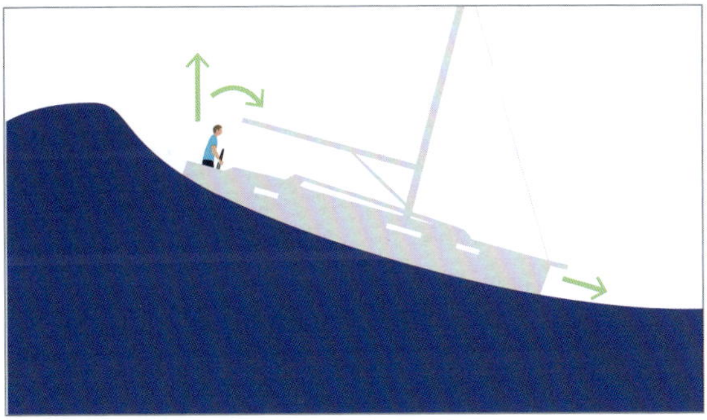

Es findet eine Beschleunigung nach oben und vorne unten statt sowie eine Drehbewegung beim Wechsel zwischen Welle hochfahren und runtersurfen (Signale des Gleichgewichtssinns/grüne Pfeile).

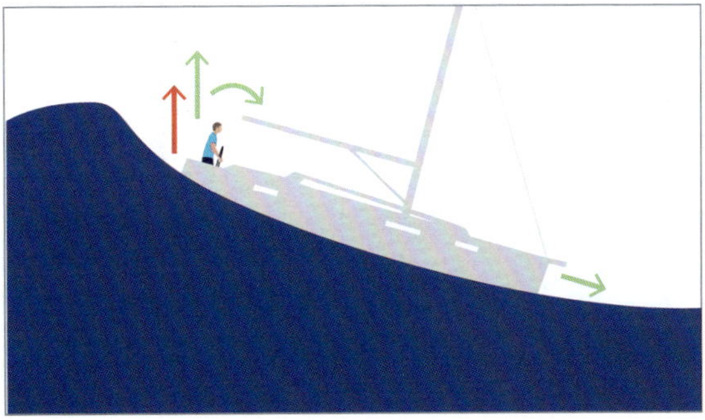

In Summe wertet das Gehirn die von Sehsinn und Gleichgewichtssinn gelieferten Signale als nicht deckungsgleich.

Konflikttyp A3

Der Sehsinn nimmt keine Bewegung wahr, der Gleichgewichtssinn hingegen schon.

Dieser Konflikt kann bei Seegang entstehen, wenn die Sicht auf das Wasser versperrt ist. Auf einem Boot oder Kreuzfahrtschiff ist das üblicherweise der Fall, wenn die Person sich im Inneren des Schiffes aufhält. Dann nimmt der Gleichgewichtssinn trotzdem die seegangsbedingten Bewegungen wahr, die der Körper erfährt, und meldet salopp gesagt: Es schwankt! Zeitgleich sieht das Auge als Organ des Sehsinns einen festen Raum, der sich augenscheinlich nicht bewegt. Es entsteht der Konflikttyp A3.

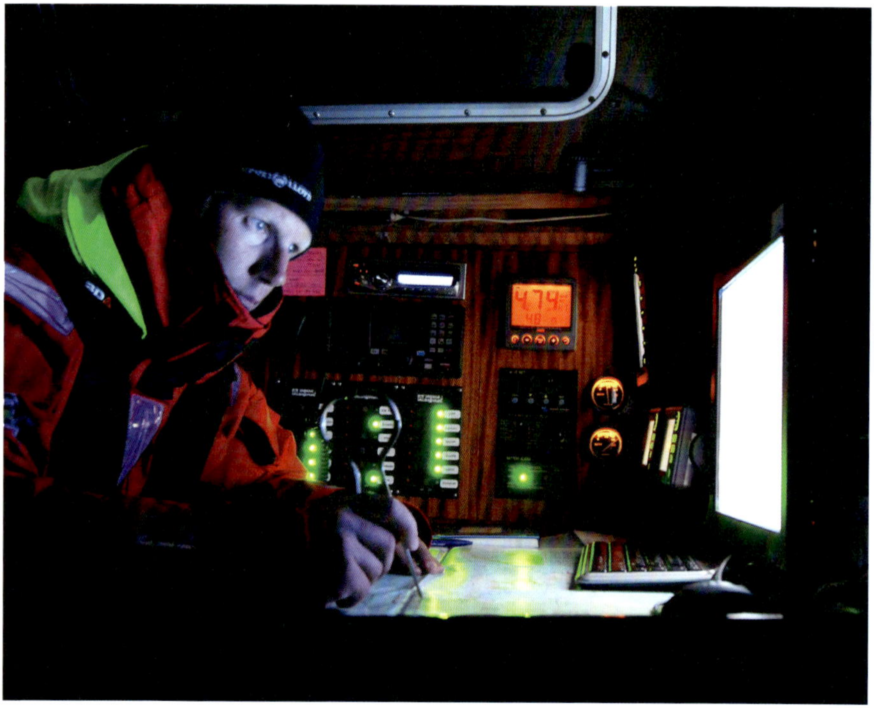

Konflikttyp A3: Optisch erscheint alles ruhig, die Person sieht den Seegang nicht.

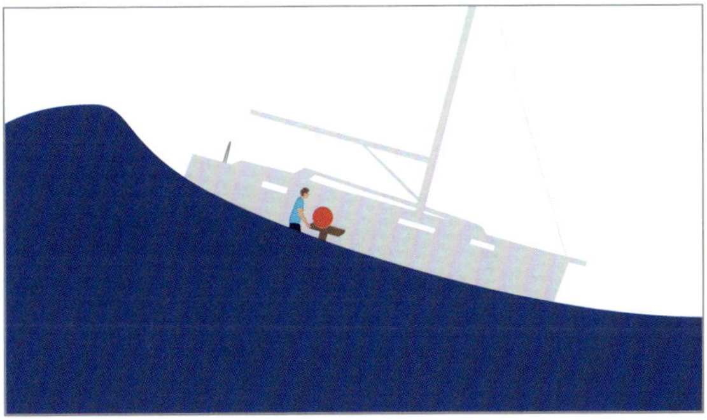

Eine Welle kommt von achtern. Das Heck wird angehoben. Unter Deck nimmt das Auge das nicht wahr (rot).

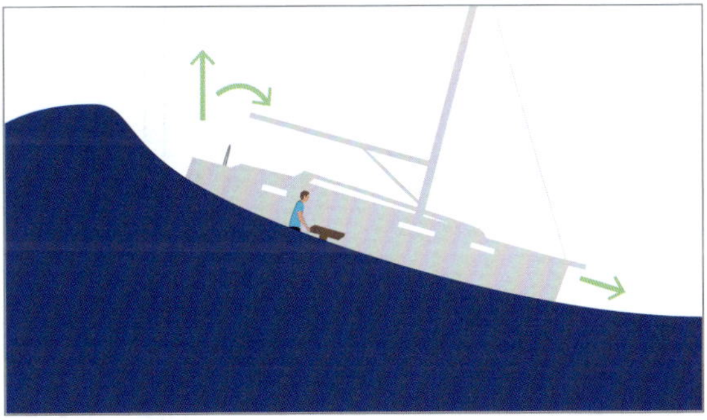

Es findet eine Beschleunigung nach oben und vorne unten statt sowie eine Drehbewegung beim Wechsel zwischen Welle hochfahren und runtersurfen. Der Gleichgewichtssinn nimmt das wahr (grüner Pfeile).

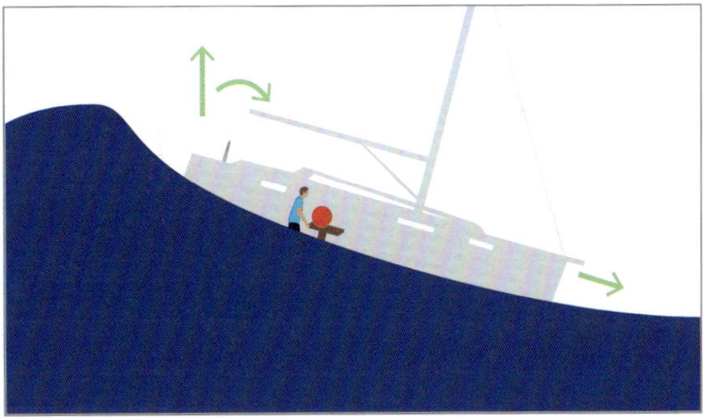

In Summe wertet das Gehirn die von Sehsinn und Gleichgewichtssinn gelieferten Signale als nicht deckungsgleich.

Konflikttyp B1

Die drei Bogengänge und die zwei Makulaorgane nehmen eine Bewegung wahr. Diese Bewegung wird falsch gedeutet.

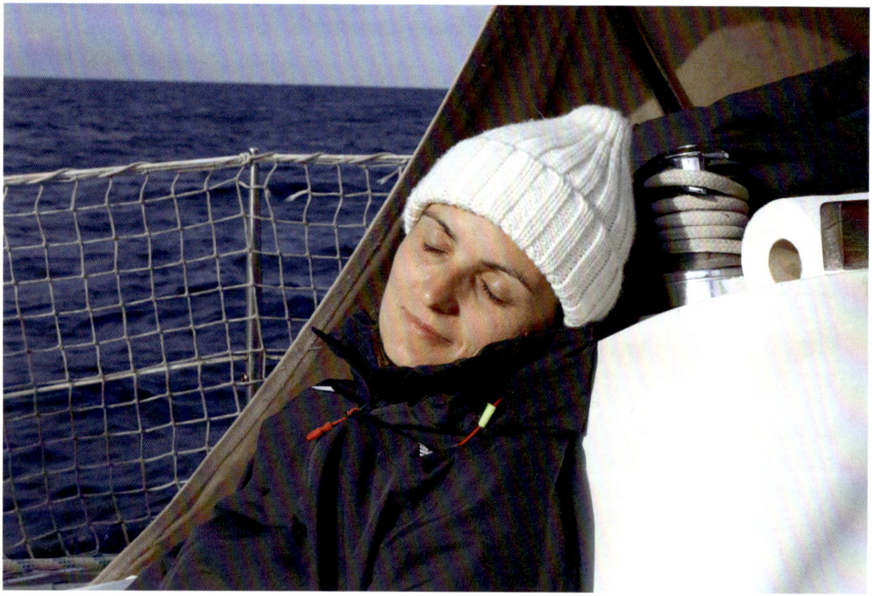

Konflikttyp B1: Auch bei geschlossenen Augen kann es zu Sinneskonflikten kommen.

Weiter vorne in diesem Kapitel wurde erklärt, dass die drei Bogengänge die drehenden Beschleunigungen und die zwei Makulaorgane die geradlinigen Beschleunigungen wahrnehmen. An Bord treten beide Bewegungen auf. Geradlinig ist beispielsweise das Heben und das Senken des Schiffes, und drehend ist beispielsweise das Rollen (Drehbewegung um die Schiffslängsachse) und das Stampfen (Drehbewegung um die Schiffsquerachse).

Bei Seegang tritt oftmals eine Bewegungskombination aus Heben, Senken, Rollen und Stampfen auf, die – zumindest zu Beginn eines Törns – für den Körper ungewohnt ist. Dabei können Bewegungsmuster auftreten, die dazu führen, dass die Bogengänge und die Makulaorgane gemeinsam eine Bewegung wahrnehmen und diese Bewegung vom Gehirn falsch gedeutet wird. Das kann beispielsweise eine Seitwärtsbewegung sein, die in Kombination mit einer seegangsbedingten Drehbewegung fälschlicherweise als ein Kippen gedeutet wird. Das führt zum Sinneskonflikt B1.

Beim Sinneskonflikt B1 haben die drehenden Bewegungen, die durch das Stampfen und Rollen hervorgerufen werden, einen stärkeren negativen Einfluss als die geradlinigen Bewegungen, die aus dem Heben und Senken resultieren. Das bedeutet, dass die Kombination einer starken Drehbewegung mit einer schwachen Linearbewegung zu mehr Konflikten führt als eine starke Linearbewegung in Kombination mit einer schwachen Drehbewegung.

Histamin und andere Botenstoffe

Ist die Seekrankheit im Anmarsch, werden im Körper verschiedene Botenstoffe ausgeschüttet. Sie beeinflussen bestimmte Areale im Gehirn, unter anderem jene, die für die Verarbeitung von Signalen des Gleichgewichtssinns oder für die Steuerung und Auslösung von Erbrechen zuständig sind. Zusätzlich können die Botenstoffe auch auf andere Organe im Körper wirken und Effekte wie Blutdruckabfall, Pulsanstieg oder verstärkte Magen-Darm-Aktivität auslösen. Zu den seekrankheitsrelevanten Botenstoffen gehören unter anderem Acetylcholin, Adrenalin und Histamin.

Hinsichtlich der Seekrankheit ist das Histamin der wichtigste und am besten untersuchte Botenstoff. Medizinische Studien haben gezeigt, dass bei seekranken Personen der Histaminspiegel erhöht ist, was dazu führt, dass Seekrankheitssymptome ausgelöst werden. Dann kommt es unter anderem zu einer Erweiterung der Blutgefäße, wodurch der Blutdruck sinkt und der Puls steigt, sodass Kreislaufprobleme und Kopfschmerzen auftreten können. Zusätzlich wird die Produktion von Magensaft und der Speichelfluss angeregt. Das alles führt zu Reaktionen, die den Beginn der Seekrankheit einläuten. Steigt der Histaminspiegel weiter an, wird das Brechzentrum im Gehirn aktiviert und löst zuerst Übelkeit und bei zunehmender Stimulation Erbrechen aus – die Seekrankheit ist da.

Einer der Auslöser für einen Anstieg des Histaminspiegels ist Stress, der an Bord unter anderem durch die ungewohnten Bewegungen des Schiffes und die daraus resultierenden sensorischen Konflikte entsteht. Je stärker die ungewohnten Bewegungen sind, desto höher ist der Anstieg des Histaminspiegels. Mit anderen Worten: Heftiger Seegang ist ungünstig.

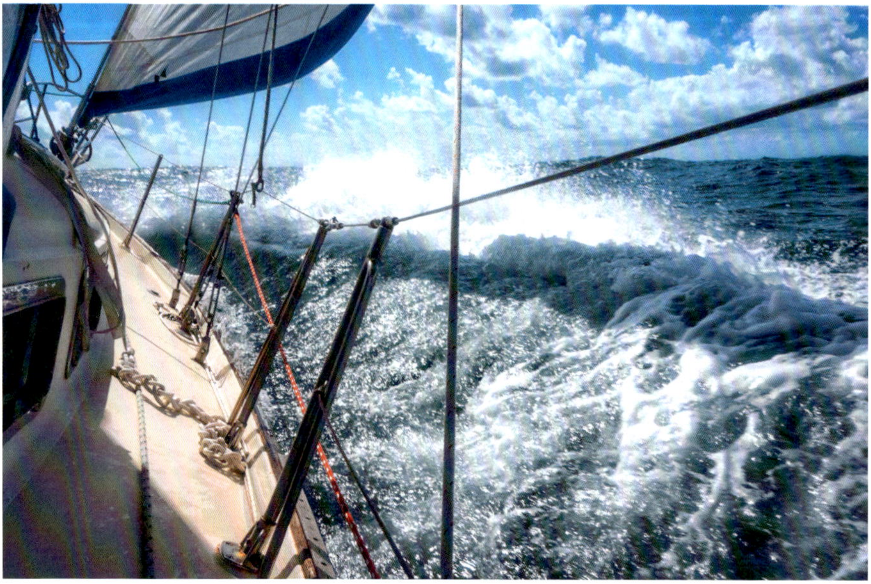

Seegang und die damit verbundenen ungewohnten Bewegungen lösen Stress aus.

Das ist keine sehr zufriedenstellende Botschaft, weil es bedeutet, dass allein durch die ungewohnten Bewegungen des Bootes auf See der Körper Stress erfährt und der Histaminspiegel ansteigt, was in der Folge die Symptome der Seekrankheit hervorruft. Dennoch besteht kein Grund zur Sorge, da wir im nächsten Kapitel erläutern, wie man diesem Umstand begegnen kann. Darüber hinaus führt Stress unabhängig von der Ursache zu einem Anstieg des Histmainspiegels, sodass auch Stress auf der Arbeit, Stress bei der Anreise oder Stress innerhalb der Crew das Auftreten von Seekrankheit begünstigen können (siehe auch Stress und Stressreaktion, Seite 51).

Bei den genannten Punkten ist der Anstieg des Histaminspiegels möglich, weil der Körper das Histamin eigenständig herstellt, es findet also ein interner Prozess statt. Dem Körper kann aber auch von außen Histamin zugeführt werden, was ebenfalls einen Anstieg des Histaminspiegels mit sich bringt, zum Beispiel über die Ernährung. Viele Lebensmittel enthalten Histamin oder regen zumindest durch ihre Inhaltsstoffe die Histaminausschüttung im Körper an. Dazu gehören zum Beispiel Schokolade, Salami, Käse und Hefe. Es gibt zudem Stoffe, die den Histaminabbau hemmen; sie sind insbesondere in alkoholischen Getränken und einigen Medikamenten enthalten.

Histaminsteigernde Lebensmittel

Fisch	Geräucherter, getrockneter, eingelegter Fisch Fischkonserven Schalen- und Krustentiere (Shrimps, Tintenfisch, Krebs, Hummer, Muscheln)
Fleisch	Geräuchertes, getrocknetes, gepökeltes Fleisch Fleischkonserven Salami, Mettwurst, roher oder geräucherter Schinken Kassler, Sauerbraten Wild und Innereien
Käse	Lange gereifter Käse Bergkäse, Parmesan Gorgonzola, Blauschimmelkäse, Roquefort, Camembert, Brie Gereifter Gouda, Edamer, Tilsiter, Emmentaler Harzer Käse
Obst	Überreifes oder getrocknetes Obst Obstkonserven Birne, Kiwi, Papaya, Trauben, Erdbeere, Himbeere Zitrusfrüchte
Gemüse	Eingelegtes Gemüse Kohlrabi, Bohnen, Aubergine, Avocado, Spinat, Tomaten, Rote Beete, Pilze (Champignons, Morcheln, Steinpilze) Soja, Hülsenfrüchte, Keimlinge, Sprossen
Snacks, Süßes, Gebäck	Nüsse, Mandeln Schokolade, Marzipan, Nougat, Lakritz, Weingummi Gebäck mit Hefe oder Weizen
Getränke	Energydrinks, Cola und Limonaden mit viel Zucker Schwarztee, Grüntee, Brennesseltee Obstsäfte aus histaminreichem Obst Rotwein, Sekt, Champagner Hefeweizen, Dunkelbier

Histaminsteigernde Medikamte

Medikamentengruppe	Wirkstoffe
Schmerzmittel	Morphin Metamizol Nicht-steroidale Antirheumatika (NSAR) wie Ibuprofen, Diclophenac oder Acetysalicylsäure (ASS)
Blutdrucksenker	Verapamil, Alprenolol, Dihydralazin
Antibiotika	Cefuroxim, Clavulansäure, Chloroquin
Antiemetikum	Metoclopramid (MPC)
Schleimlöser	Acetylcystein, Ambroxol
Antidepressiva	Amitriptylin

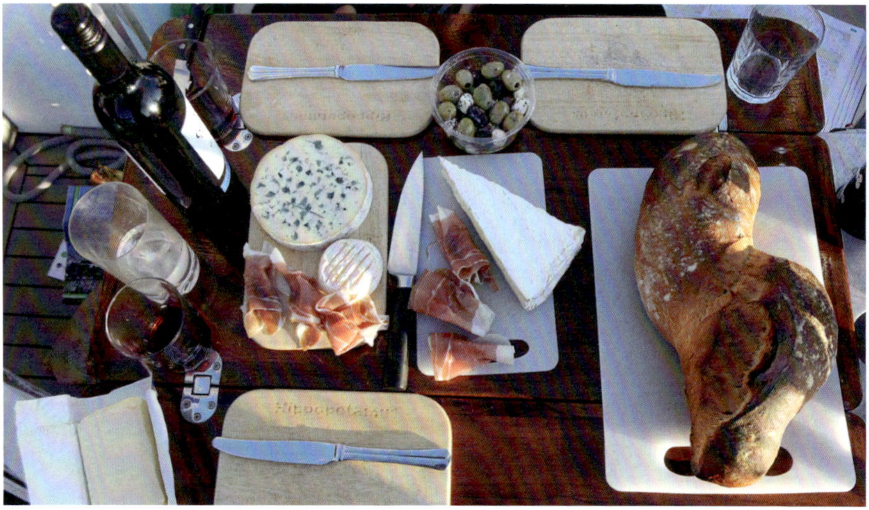

Dieses Essen sieht sehr lecker aus, steigert aber den Histaminspiegel.

Für die Regulation des Histaminspiegels ist vor allem das Enzym Diaminoxidase (DAO) verantwortlich. Es befindet sich in der Darmschleimhaut, wo es einen Großteil des Histamins aus der Nahrung abbaut, bevor dieses ins Blut aufgenommen wird. DAO kommt zudem in der Leber, den Nieren und im Blut vor und senkt auch dort den Histaminspiegel. Dazu ein kleiner Funfact: Schweine werden nicht seekrank, weil ihr DAO-Spiegel sehr hoch ist und sie das Histamin sehr schnell abbauen. Deshalb kann der Histaminspiegel nicht so stark ansteigen, dass überhaupt Symptome auftreten.

Die Kombination aus ungewohnten Bootsbewegungen, zusätzlichem Stress und ungünstiger Ernährung fördert die Seekrankheit.

Psychologische Aspekte

Psychologie spielt eine wichtige Rolle an Bord – auch im Zusammenhang mit Seekrankheit. Vereinfacht ausgedrückt ist die Psyche der Teil des Menschen, mit dem wahrgenommen, empfunden und gedacht wird. Aus dem Blickwinkel der Psychologie können bestimmte Wahrnehmungs- und Denkprozesse sichtbar gemacht und damit nachvollziehbar werden. Dazu gehört es auch, zu verstehen, wie die Psyche des Menschen auf ungewohnte Bewegungen und Sinneskonflikte reagiert. Daher stellen wir in diesem Abschnitt die aus unserer Sicht wichtigsten psychologischen Faktoren vor und erläutern, wie diese im Entstehungsprozess der Seekrankheit zum Tragen kommen.

Gelernte Muster

Der Mensch nimmt im Laufe seines Lebens vieles wahr. Er bekommt Dinge beigebracht und lernt kontinuierlich dazu, sowohl bewusst als auch unbewusst. Dieses Gelernte wird gespeichert und in entsprechenden Situationen wieder abgerufen. In der Psychologie spricht man dabei von „gelernten Mustern". Sie sind sinnvoll und hilfreich, weil sie Standards setzen, Orientierung geben, Sicherheit vermitteln und so schlussendlich helfen, die Umwelt einzuschätzen.

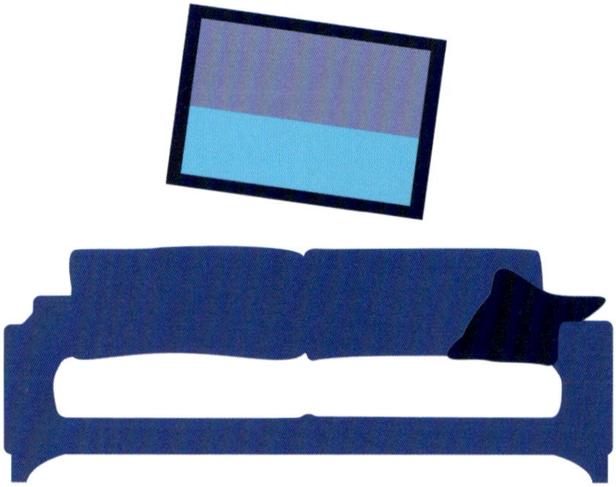

Schief hängende Bilder wirken falsch, weil Menschen gelernt haben, dass Bilder gerade hängen.

Ein Beispiel dafür liefert ein gelerntes Muster, das Menschen vom Leben an Land nur allzu gut kennen. Es besagt, dass bei Gebäuden die Wände senkrecht sind und der Boden waagerecht ist. Einrichtungsgegenstände fügen sich entsprechend in das Bild ein. Krumme Wände und schiefe Böden werden genauso als falsch wahrgenommen wie schief hängende Bilder (Muster 1).

Ein anderes Beispiel für ein gelerntes Muster liefert die Bewegung von Personen in einem Raum. Menschen gehen davon aus, dass ihre Umgebung ortsfest ist und sie sich durch diese hindurch bewegen – beispielsweise bewegt man sich auf einer Straße an Häusern vorbei. Die Straße und die Häuser sind dabei unbeweglich. Das gelernte Muster dahinter ist, dass sich bei Bewegungen immer das Kleine im Großen bewegt (Muster 2). Das bedeutet: Für den im Verhältnis zu seiner Umwelt kleinen Menschen wird das Große, das ihn umgibt, als fest wahrgenommen. Das funktioniert auch andersherum, wenn im Verhältnis zum Menschen etwas kleiner erscheint. Dann wird das Kleinere als das sich Bewegende wahrgenommen – beispielsweise ein Fußball, der über die Straße rollt. Ein Beispiel dafür auf einem Schiff ist der Kompass. Wird auf einem Boot nach Kompass gesteuert, ist die übliche Wahrnehmung, dass sich die Kompassscheibe mit ihren Grad-Markierungen hin- und herdreht. In Wahrheit ist es aber so, dass sich die Kompassscheibe gar nicht dreht, sondern vielmehr das Boot um den Kompass.

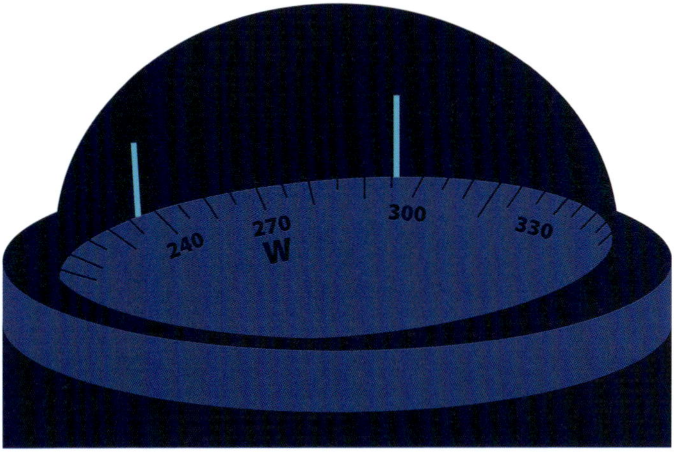

Auch wenn es anders wirkt: In Wahrheit bewegt sich das Boot und nicht die Kompassrose.

Überträgt man diese beiden Muster auf das Bordleben bei Seegang, wird dies insbesondere unter Deck schnell deutlich. Dort werden die Wände als senkrecht und der Boden als waagerecht wahrgenommen (Muster 1). Zusätzlich wird das Boot als das Große gesehen, das sich nicht bewegt. Der Mensch in der Kajüte ist dann das Kleine, das sich in dem Großen, Festen bewegt (Muster 2). Dadurch nimmt der Sehsinn das Boot als ruhigen Raum wahr. An Land oder auf festem Boden funktioniert das wunderbar – auf See ist es fatal, weil der Tiefen- und der Gleichgewichtssinn in einer solchen Situation signalisieren, dass der Seegang das Schiff wild hin und her bewegt.

Befinden sich unter Deck Gegenstände, die im Verhältnis zu den vermeintlich geraden Wänden schräg hängen oder sich zu bewegen scheinen, so wird die falsche Wahrnehmung noch verstärkt. Ein typisches Beispiel dafür wäre auf einem Segelboot eine kardanisch aufgehängte Petroleumlampe, die sich – so scheint es – im Takt der Wellen bewegt. Bezogen auf das Schiff als Großes ist die Petroleumlampe das Kleine, das augenscheinlich hin- und herschwingt. Ein Trugschluss. In Wirklichkeit ist die Petroleumlampe das

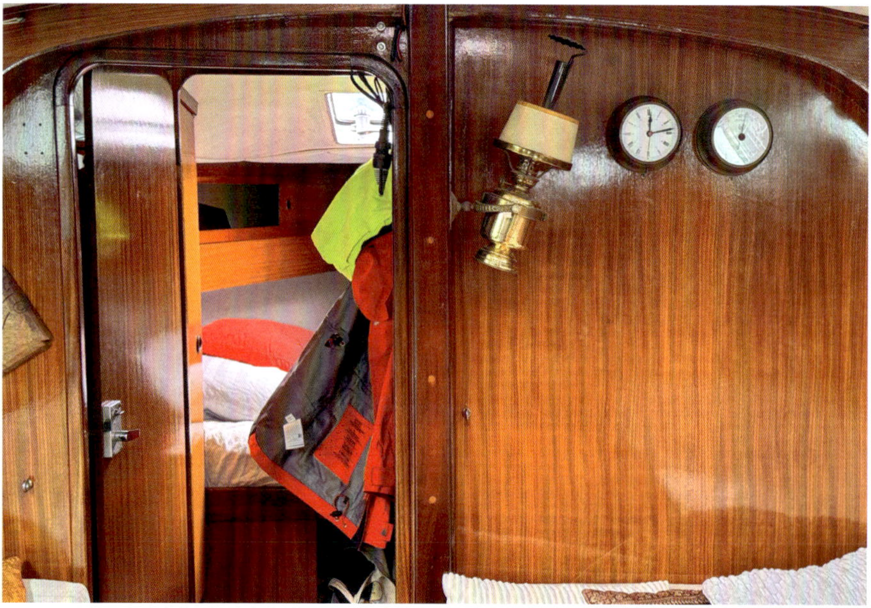

Ein gelerntes Muster von Land besagt: Die Wände sind gerade und die Lampe hängt schief.

Unbewegliche, denn sie richtet sich an der Schwerkraft der Erde aus und hängt immer senkrecht nach unten. Stattdessen ist das Boot das Bewegliche, das sich um die Lampe herum bewegt, analog zum Beispiel mit dem Kompass.

Im Unterkapitel Medizinische Aspekte wurde dieser Sachverhalt aus einem anderen Blickwinkel betrachtet. Da wurde das sensorische Konfliktmodell herangezogen, um die Widersprüche zu erklären. Werden die psychologische Sichtweise und die medizinische Sichtweise kombiniert, ist noch besser nachzuvollziehen, warum Sinneskonflikte dazu führen, dass das menschliche Gehirn mitunter überfordert ist. Vor allem wird durch die Brille der Psychologie sichtbar, welche gewichtige Rolle das Gehirn selbst dabei spielt, weil es sich auf gelernte Muster stützt, die an Land bestens funktionieren und auf See nicht. Aber das bietet uns gleichzeitig eine Chance, denn später im Buch werden wir aufzeigen, mit welchen psychologischen Tricks die Ursachen der Seekrankheit nachhaltig ausgehebelt werden können.

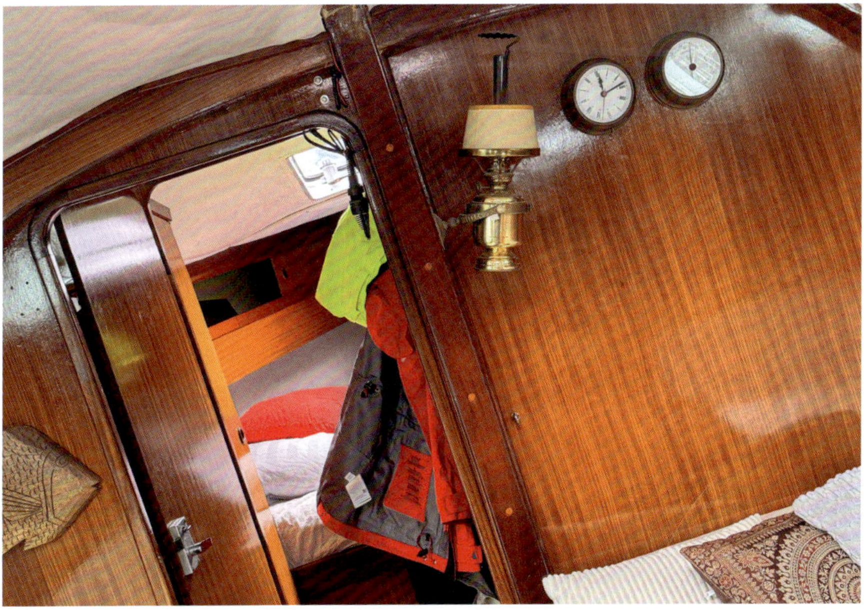

In Wahrheit ist es auf See andersherum: Die Lampe hängt gerade und die Wände sind schief.

Gelernte Muster: ein Test zum Ausprobieren.

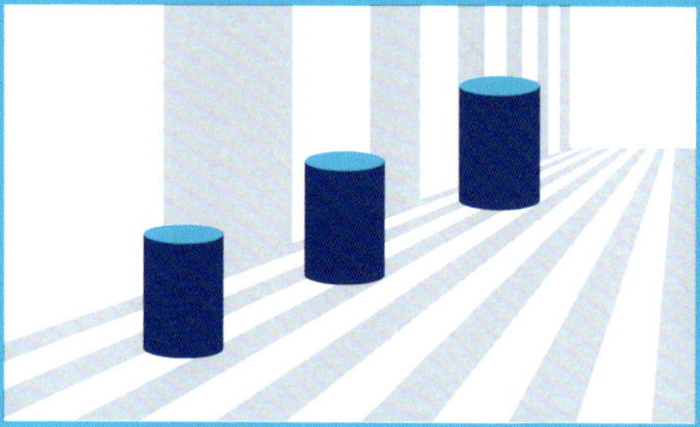

Bei dieser Zeichnung nehmen Betrachter üblicherweise einen dreidimensionalen Raum wahr, in dem drei Zylinder stehen. Der hinterste der drei Zylinder erscheint dabei aufgrund der Perspektive am größten und der vorderste am kleinsten.

In Wirklichkeit sieht das Auge nur eine zweidimensionale Zeichnung, die lediglich aus ein paar Kreisen und Linien besteht. Das Gehirn macht jedoch aus der zweidimensionalen Zeichnung ein dreidimensionales Bild, weil es sich eines gelernten Musters bedient. Dieses Muster besagt, dass Linien, die auf einen Fluchtpunkt zulaufen, als dreidimensional zu lesen sind. Somit muss in diesem Bild der hintere Zylinder größer und der vordere kleiner als der mittlere sein.

Wer ein Lineal zur Hand nimmt, wird feststellen, dass alle drei Zylinder in der Zeichnung gleich groß sind. Das Erstaunliche daran ist: Selbst wenn das Gehirn nach dem Ausmessen der Zylinder ganz sicher weiß, dass alle drei Zylinder gleich groß sind, wird dies bei der perspektivischen Zeichnung weiterhin nicht so wahrgenommen. Stattdessen wird die Illusion aufrechterhalten, dass der vordere Zylinder der kleinste und der hintere Zylinder der größte ist. Das liegt daran, dass gelernte Muster im Gehirn äußerst fest verankert sind und dadurch immer wieder abgerufen werden.

Stress und Stressreaktion

Stress ist eine Reaktion auf innere oder äußere Reize. Er aktiviert den menschlichen Organismus und versetzt ihn in einen reaktionsbereiten Zustand. Es wird unterschieden zwischen positivem Stress (Eustress) und negativem Stress (Disstress). Während positiver Stress als Herausforderung und Motivation empfunden wird, kann negativer Stress ein Gefühl der Überforderung auslösen. Negativer Stress entsteht, wenn die Mechanismen zur Bewältigung einer Situation nicht ausreichen.

Beim sensorischen Konfliktmodell wurde erklärt, dass es zwischen dem Sehsinn und dem Gleichgewichtssinn zu Sinneskonflikten kommt. Die Folge: Stress. Außerdem führt die fehlende Übereinstimmung der wahrgenommenen Bewegungen mit den gelernten Mustern dazu, dass die Situation auf einem schwankenden Schiff vom Gehirn als bedrohlich wahrgenommen wird, was den Stress noch verstärkt.

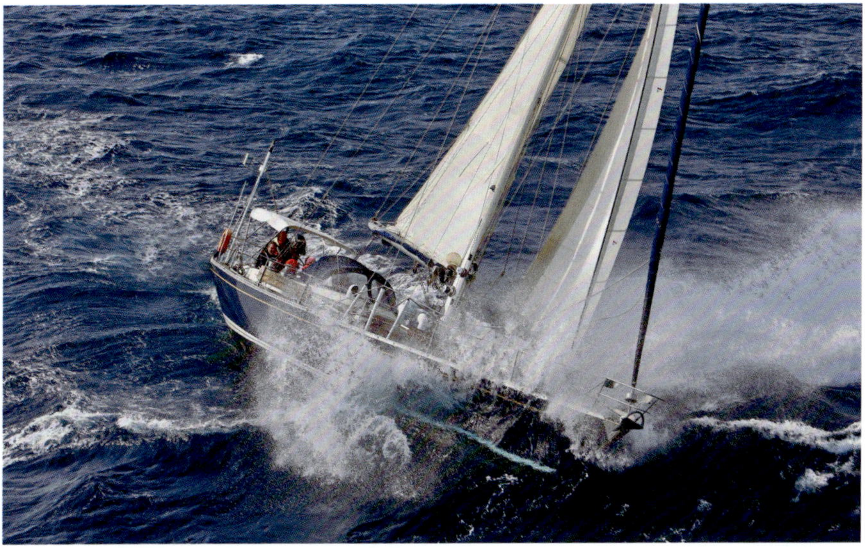

Ungewohnte Bewegungen auf See führen zu Stress.

Unbewusst kann auf See also ein erheblicher und vor allem negativer Stress ausgelöst werden. Aus dem Blickwinkel der Medizin führt Stress unter anderem zu einem Anstieg des Histaminspiegels mit den bekannten Symptomen, was den körperlichen Zustand des Seekranken an Bord verschlechtert. Zusätzlich kommt es zu einer psychologischen Stressreaktion. Fühlt sich ein Mensch beispielsweise bedroht, startet er entweder einen Angriff oder ergreift die Flucht (sog. Fight-or-Flight-Reaktion). Wenn beide Optionen als nicht zielführend beurteilt werden, verfällt er in eine Art Starre.

Neben den genannten Stressreaktionen gibt es noch weitere. Für das Verständnis der Seekrankheit reicht es jedoch aus, sich mit den drei genannten Hauptreaktionen Flucht, Angriff und Starre zu beschäftigen.

Flucht

Wenn ein Mensch in eine bedrohliche Situation gerät, ist der erste Impuls in der Regel die Flucht, verbunden mit dem Ziel, der Situation so schnell wie möglich zu entkommen

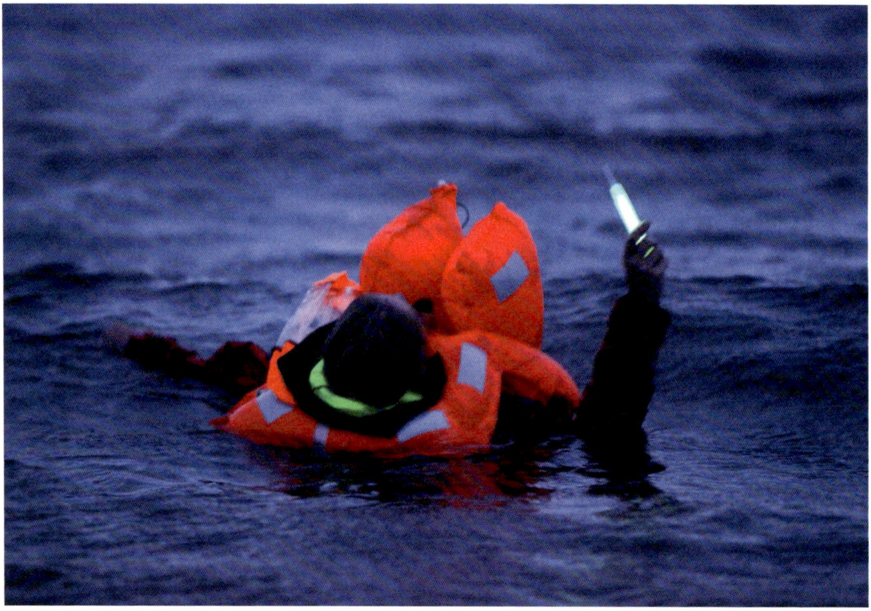

Als Flucht vor der Seekrankheit über Bord zu springen, ist nicht empfehlenswert.

und sich in eine weniger bedrohliche Lage zu begeben. Das gilt auch an Bord. Auch hier ist der erste Impuls, wenn sich eine Stresssituation ergibt, die Flucht als Lösung des Problems. Der Seekranke möchte so schnell wie möglich festen Boden unter den Füßen haben. Deshalb ist die Stressreaktion „Flucht" auch die Ursache dafür, dass stark seekranke Menschen mitunter die Neigung verspüren, über Bord springen zu wollen.

Das Verlassen des Bootes auf hoher See stellt bekanntlich nur eine mäßig gute Option dar. Im Gegenteil: Ein Sprung ins Wasser würde die Situation nur noch bedrohlicher machen. Dieser Prozess des Erkennens, Bewertens und Einschätzens einer Situation läuft schnell und unbewusst ab und schützt den Menschen davor, sein Leben in Gefahr zu bringen.

Angriff

Ein anderer Impuls des Gehirns bei einer Bedrohung ist der „Angriff". Aber was oder wen soll man an Bord angreifen? Das Meer oder den Wettergott anzuschreien, mag kurzfristig helfen, den aufgestauten Frust über die Situation abzubauen, ändert aber mittelfristig nichts am Seegang und den damit zusammenhängenden Bewegungen des Schiffes. Den Skipper oder die Mitsegler zu attackieren, ist auch keine ernsthafte Option. Auch dabei führt ein Angriff selten zum gewünschten Ziel. Vielmehr wird die Stimmung an Bord dadurch insgesamt schlechter.

Dass der Angriffsmodus an Bord nicht weiterhilft, wird vom Gehirn ebenfalls innerhalb von Millisekunden analysiert, wobei der Impuls meistens nicht vollständig verworfen wird. Daher können im Fall von Stress mitunter Reaktionen in Ton und Inhalt aufgrund des „Angriffsmodus" unangemessen barsch oder sogar aggressiv ausfallen. Wenn an Bord eines Schiffes unfreundliche Worte fallen, hilft es daher, kurz innezuhalten und sich zu fragen, ob der Mitreisende gestresst ist und sein Verhalten das Ergebnis der unbewusst ablaufenden Stressreaktionskette ist, an deren Ende ein Angriffsverhalten steht.

Das bedeutet auch: Wer unterwegs ist, kann das Wissen um den Angriffsmodus im Umgang mit Mitreisenden nutzen und sich die Frage nach einem unbewussten Unbehagen bei der einen oder anderen Reaktion des Gegenübers stellen, um damit ein „Hochkochen der Emotionen" noch im Frühstadium zu ersticken. Ein Ansatz, der nebenbei bemerkt auch an Land sehr gut funktioniert. ;-)

Starre

Um eine bedrohliche Situation nicht noch bedrohlicher werden zu lassen, gibt es als dritte Möglichkeit der Reaktion die Starre. Im Tierreich ist die Starre weit verbreitet. Sie wird angewendet, wenn ein Tier ein anderes Tier wittert, das eine Bedrohung darstellt und die Einschätzung der Situation ergibt, dass sowohl Angriff als auch Flucht zu einer lebensbedrohlichen oder ausweglosen Situation führen. In dem Fall versucht das bedrohte Tier, sich durch völlige Bewegungslosigkeit „unsichtbar" zu machen.

Diese Reaktion gibt es auch an Bord. Dort werden Flucht und Angriff vom Gehirn in der Regel als nicht praktikabel bewertet, sodass nur noch die Starre als dritte Möglichkeit bleibt. Sichtbar wird dies durch den Rückzug des Seekranken in sich selbst in Kombination mit einer starken Antriebslosigkeit. In dieser Situation ist es eine Herausforderung, den Seekranken zu etwas zu motivieren, sei es, etwas zu trinken oder zu essen, sich wärmer anzuziehen sowie sich unter Deck hinzulegen und zu schlafen. Dazu gehört auch, dass der Seekranke versucht, sich möglichst wenig zu bewegen und alles um sich herum auszublenden.

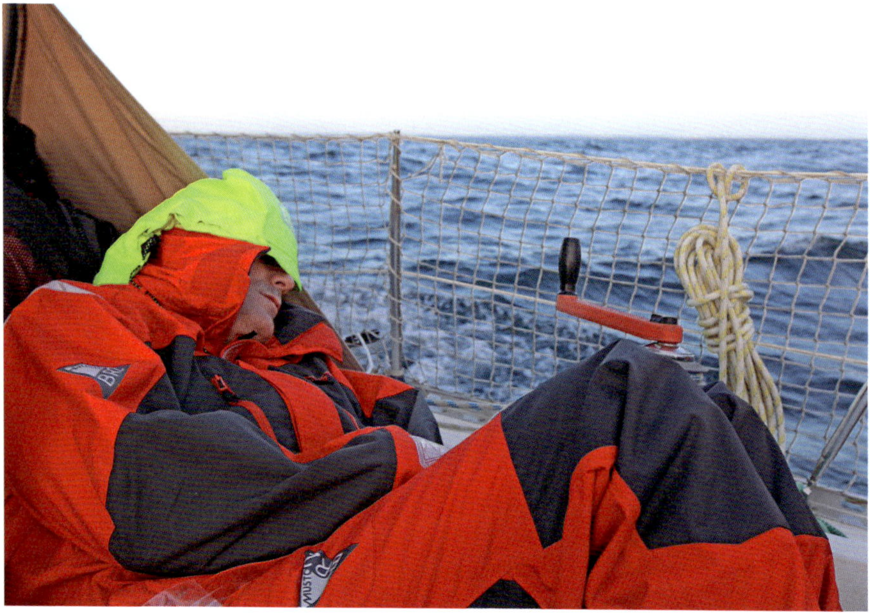

Seekranke Personen werden häufig antriebslos und versuchen, das Geschehen um sich herum auszublenden.

Psychologisch gesehen entspricht die Starre der Fluchtreaktion; zwar ist dies keine Flucht aus der Situation heraus, weil wegrennen oder über Bord springen wenig erfolgversprechend sind. Stattdessen findet eine Flucht nach innen statt. Das ist eine für das Gehirn sinnvolle Schutzreaktion, die allerdings das Grundproblem der ungewohnten Bewegung nicht beseitigt.

Angst

Angst ist eine Emotion, die durch eine tatsächliche oder eine vorgestellte Bedrohung ausgelöst wird und entsteht, wenn die bekannten Mechanismen zur Bewältigung der Situation nicht mehr ausreichend erscheinen. Dabei spielen auch die Erfahrungen und das im Leben Erlernte eine Rolle. Angst und negativer Stress sind in ihrer Entstehung und in ihren körperlichen Auswirkungen eng miteinander verknüpft.

Die ungewohnten Bewegungen eines Schiffes können somit nicht nur negativen Stress auslösen, sondern auch Angstgefühle. Dabei kommt es zu ähnlichen Symptomen wie beim Stress, beispielsweise ein erhöhter Puls, eine erhöhte Atemfrequenz oder das Auftreten von Übelkeit.

Bei Seekrankheit führt nicht nur die als bedrohlich empfundene Situation zu einem Angstgefühl. Nicht zu unterschätzen ist auch der Abgleich mit bereits Gelerntem und Erlebtem. Gab es bereits bei früheren Törns Momente der Seekrankheit oder durch andere Situationen an Bord ausgelöste Angstgefühle, so wird das Wissen darum zur Einschätzung der aktuellen Situation abgerufen und in die Bewertung mit einbezogen, was die Angst noch zusätzlich verstärken kann.

Außerdem kann eine Erwartungshaltung entstehen, die von negativen Gedanken geprägt ist. Ein innerer Dialog würde dann in etwa so klingen: „Beim letzten Törn war mir schlecht. Das passiert mir bestimmt heute auch wieder, vielleicht muss ich mich sogar übergeben. Dann falle ich aus und werde zur Last." Solch eine Erwartung, dass die Situation sich verschlechtern wird, ist eine imaginierte Bedrohung und sorgt ebenfalls dafür, dass die Angstsymptome sich verstärken. Solche negativen Gedanken können auch schon vor Törnbeginn auftreten.

Angst wird auf See von Person zu Person sehr unterschiedlich empfunden. Dabei spielen sowohl Vorerfahrungen als auch Persönlichkeitseigenschaften eine Rolle. Wer schon häufiger auf einem Boot unterwegs war und dabei auch schon stärkeren Seegang oder andere bedrohliche Verhältnisse gemeistert hat, wird zwangsläufig weniger Angst empfinden als ein Neuling. Zudem gibt es Menschen, die „von Natur aus" weniger ängstlich sind als andere. Der Bereich Angst ist also sehr vielschichtig.

Die genannten Ängste, der vorhandene Stress und die Seekrankheit können sich gegenseitig verstärken und zu einer Abwärtsspirale führen. Die gute Nachricht ist, dass diese Abwärtsspirale durch erlernbare psychologische Techniken durchbrochen werden kann. Wie das funktioniert, zeigen wir ausführlich im nächsten Kapitel.

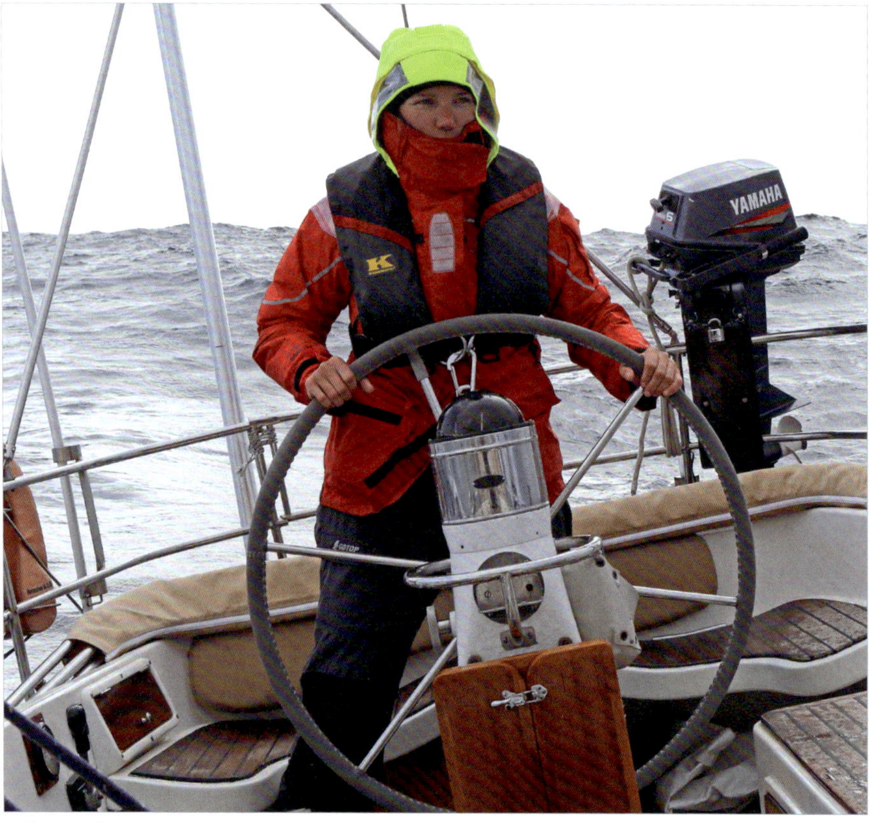

Beim Segeln können Stress und Angst auftreten.

Aspekte der Bewegungslehre

Die Bewegungslehre, auch Bewegungswissenschaft genannt, beschäftigt sich mit Bewegungsabläufen. Beispielsweise spielt die Bewegungslehre beim Sport eine wichtige Rolle, wenn bestimmte Abläufe analysiert und trainiert werden.

Für Seereisen ist die Bewegungslehre von Bedeutung, weil die meisten Menschen an Bord zu Beginn die von Land bekannten Bewegungsabläufe anwenden. Die Crux dabei ist, dass diese Bewegungsabläufe an Land bestens funktionieren, auf See aber nicht. Umso wichtiger ist es, diesen Umstand zu verstehen, wenn man seefit zur See fahren möchte.

Bewegungsabläufe, die an Land funktionieren, funktionieren nicht automatisch auch auf See.

Im Kapitel Medizin wurde das sensorische Konfliktmodell vorgestellt und aufgezeigt, dass widersprüchliche Sinnesinformationen die Entstehung von Seekrankheit begünstigen. Bei den Konflikten der Kategorie A sind der Sehsinn und der Gleichgewichtssinn beteiligt. Beim Abgleich der Informationen, die diese beiden Sinne liefern, wird den Signalen des Sehsinns eine stärkere Bedeutung eingeräumt. Das liegt daran, dass die Signale des Sehsinns eher bewusst und die des Gleichgewichtssinns eher unbewusst wahrgenommen werden.

Der Mensch orientiert sich im Alltag vornehmlich mit dem Auge. Wie bereits erläutert wurde, funktioniert das an Land sehr gut, aber auf dem Wasser – vor allem bei Seegang – nicht, weil der Sehsinn dem Betrachter, insbesondere unter Deck, einen Streich spielt. Da das Auge die Wellen nicht sieht, nimmt der Sehsinn das Boot als „unbewegt" wahr und teilt dem Gehirn mit, dass die Umgebung ruhig ist. Gleichzeitig teilt der Gleichgewichtssinn mit, dass das Boot Seegangsbewegungen ausgesetzt ist, und der Tiefensinn teilt mit, dass der Boden wackelt. An Bord eines Schiffes bringt das zwei bemerkenswerte Effekte mit sich.

Effekt 1: Ungeübte Seereisende neigen dazu, sich – auf Basis der gelernten Muster – am Boot auszurichten und entsprechend zu stehen und zu laufen, also wie an Land: senkrecht zum Boden! Wer einmal auf einem Kreuzfahrtschiff bei Seegang einen der langen Flure ohne Fenster durchquert hat, kennt das Phänomen zur Genüge. Da der Boden schwankt und der Mensch bestrebt ist, gerade auf ihm zu laufen, schwankt er zwangsweise im Takt der Wellen mit. Sich unter Deck fortzubewegen, wird dadurch zu einer echten Herausforderung, und in der Regel kommt man nur in Schlangenlinien vorwärts.

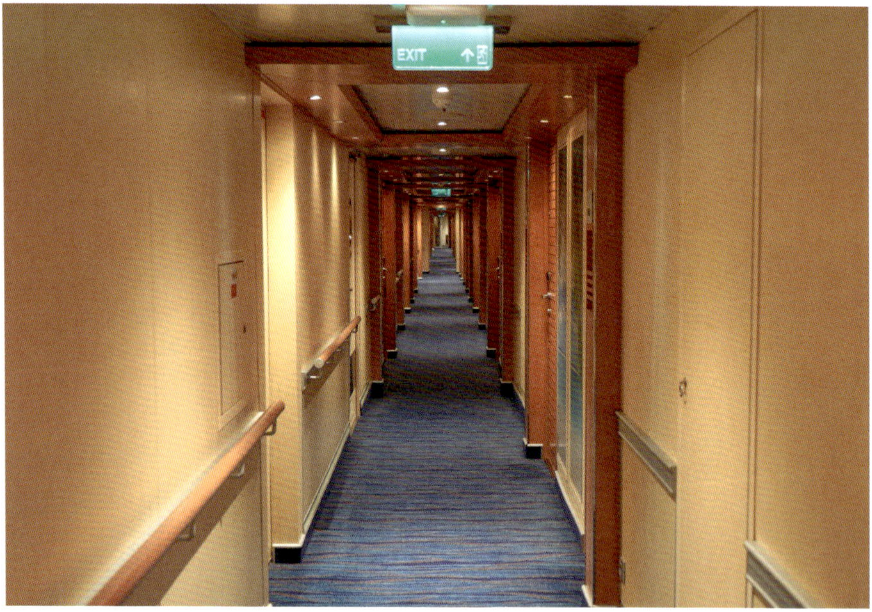

Flure auf Kreuzfahrtschiffen stellen für ungeübte Reisende bei Seegang eine Herausforderung dar.

Effekt 2: Wenn die Umgebung wackelt oder schief ist, halten Menschen sich fest. Das ist ein Sicherheitsreflex, der an Land bestens funktioniert. Auf einem Schiff funktioniert das auch, nur mit dem Unterschied, dass „der rettende Anker“, an dem man sich festhält, ebenfalls wackelt. Auf so eine Idee würde an Land niemand kommen.

Es passiert aber noch etwas. Die Ausrichtung am Boot führt dazu, dass die Wahrnehmung für den Horizont verloren geht. Grundsätzlich gibt es einen wahren Horizont, den jeder Mensch kennt und als Referenz bei der Orientierung nutzt. Den wahren Horizont nehmen Menschen auf zwei verschiedene Arten wahr. Zum einen sehen sie ihn (gesehener Horizont) und zum anderen spüren sie ihn (gespürter Horizont). Ja, richtig gelesen. Wir können den Horizont spüren, weil uns die Schwerkraft im Zusammenspiel mit dem Gleichgewichtssinn und dem Tiefensinn sagt, wo unten ist.

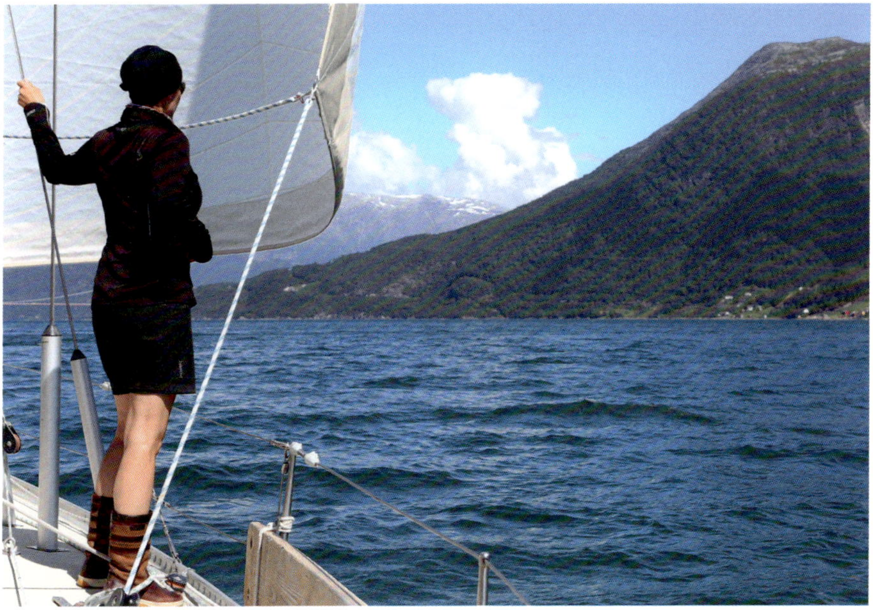

An Bord halten sich die meisten Segler irgendwo fest – selbst dann, wenn die Situation es nicht erfordert.

An Land stimmen der gesehene und der gespürte Horizont mit dem wahren Horizont überein. Auf See kommt es zu Abweichungen, wenn Menschen auf Schiffen im Seegang, insbesondere unter Deck, versuchen, sich am Boot auszurichten (Effekt 1) und sich dabei auch noch am Boot festhalten (Effekt 2). Das führt dazu, dass der gesehene Horizont nicht mehr mit dem gespürten Horizont übereinstimmt.

Das Gehirn nutzt für die Einordnung des Raums das gelernte Muster, in dem die Wände senkrecht und der Boden waagerecht ausgerichtet sind (linkes Foto). Daraus ergibt sich dann die Linie für den gesehenen Horizont, der logischerweise parallel zum Boden und im rechten Winkel zu den Wänden verlaufen muss. Das Fokussieren auf diesen (falsch) gesehenen Horizont führt dazu, dass das Gehirn den Raum als ruhig wahrnimmt. Gleichzeitig wird der Körper aber stark bewegt, weil er durch das Festhalten und Ausrichten

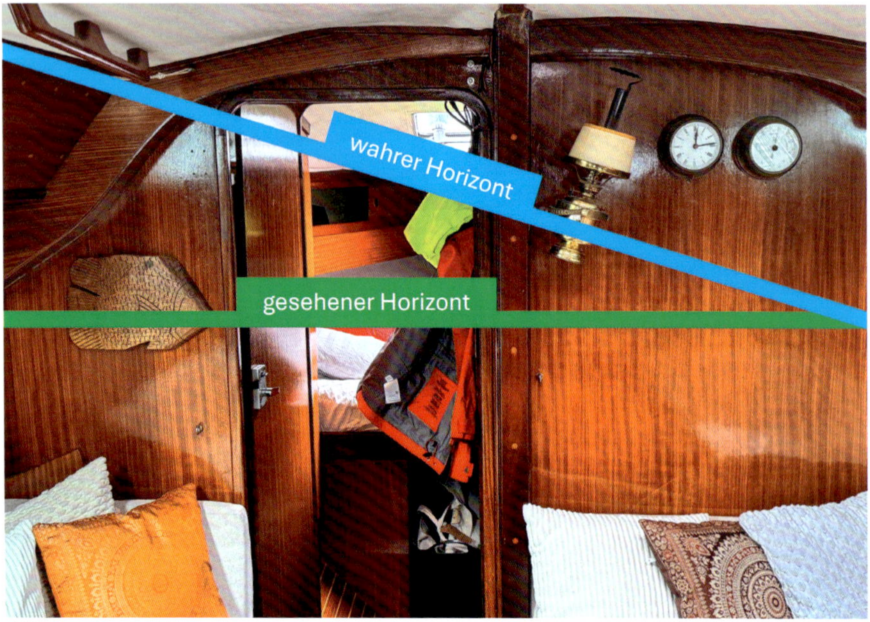

Auf See gibt es unter Deck bei Schräglage verschiedene Horizonte. Je nach Betrachtung wird der Raum in derselben Situation als gerade (falsch) oder schräg (richtig) gesehen.

am Boot eins mit dem Schiff ist. Das alles führt dazu, dass Sinneskonflikte entstehen, sowohl zwischen dem Sehsinn und dem Gleichgewichtssinn (Kategorie A) als auch im Gleichgewichtsorgan selbst (Kategorie B).

Wer noch nicht seefit ist, es aber sein möchte, muss all diese Herausforderungen zu meistern lernen. Darum geht es primär, wenn die Seekrankheit als Bewegungsreaktion dauerhaft beseitigt werden soll. Wie das gelingt, werden wir nun Schritt für Schritt aufzeigen.

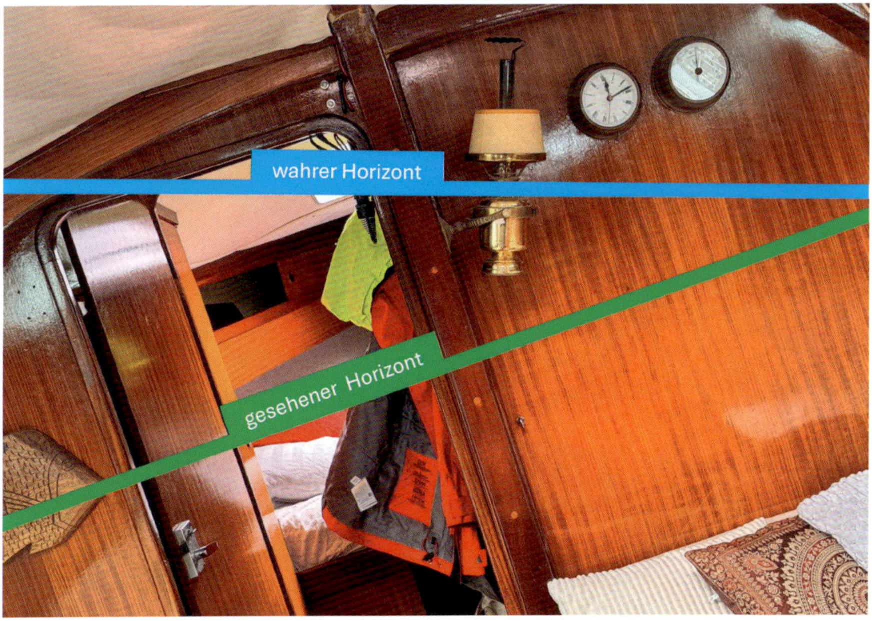

5 So wird man Seefit

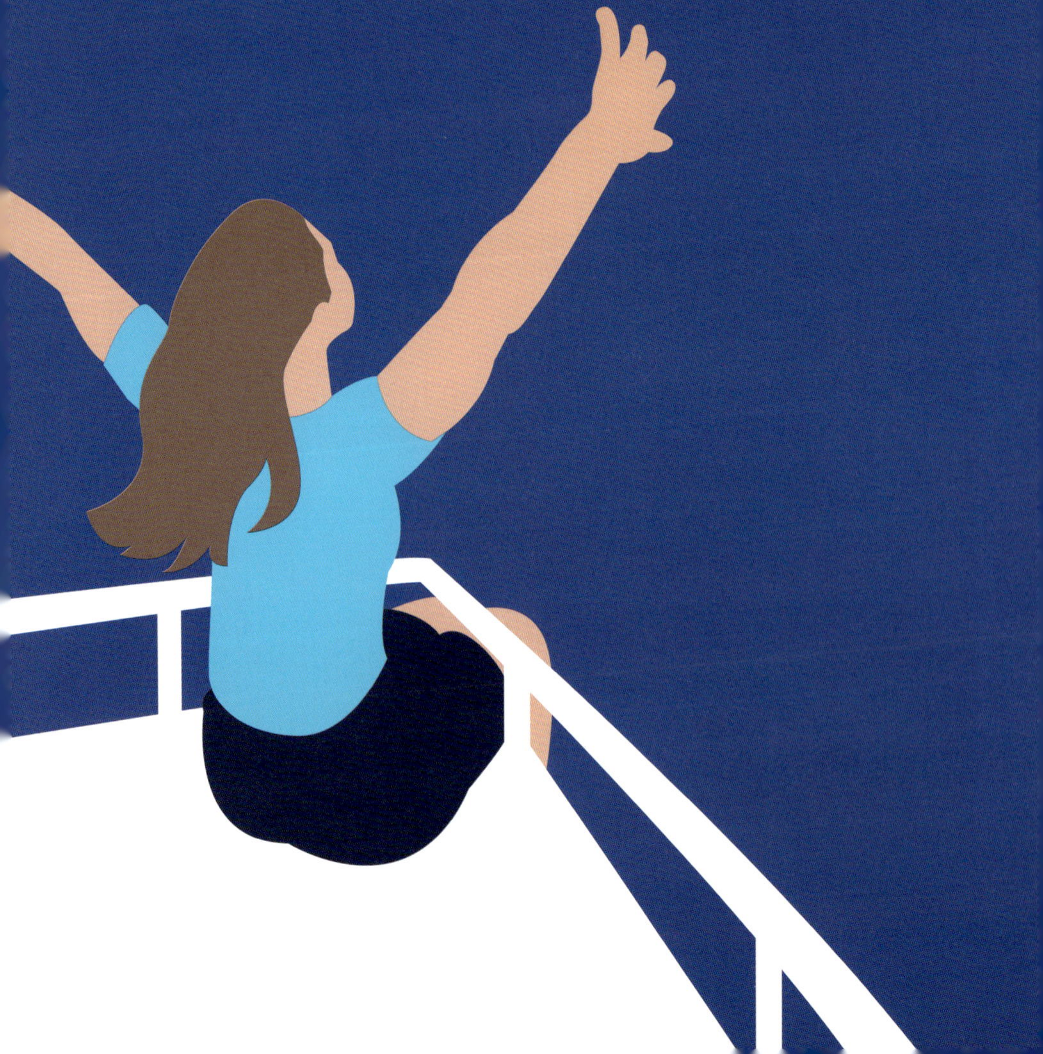

In vielen Ratgebern würde die Überschrift dieses Kapitels vermutlich eher lauten: „Wie wird die Seekrankheit behandelt?" Dabei würde es dann um Ansätze gehen, die die vorhandenen Symptome beseitigen oder zumindest reduzieren. Das ist ein Ansatz, der bei der Behandlung der Seekrankheit durchaus üblich, weit verbreitet und mitunter auch sinnvoll ist. Der Haken an der Sache ist, dass dieses Vorgehen zu spät ansetzt, weil zum Zeitpunkt des Auftretens der Symptome die sensorischen Konflikte bereits vorhanden und die damit verbundenen Stress- und Angstprozesse samt ihren Reaktionen im Körper in vollem Gange sind.

Natürlich kann die Behandlung der Seekrankheit die Symptome lindern. Deutlich zielführender ist es jedoch, das Auftreten der Seekrankheit samt ihren Symptomen von vornherein zu vermeiden. Der berühmte Admiral Lord Nelson hat dazu einmal gesagt: „Das sicherste Mittel gegen Seekrankheit ist, sich unter einen Apfelbaum zu legen." Das mag eine pragmatische Lösung sein, allerdings stellt der Verzicht auf Seereisen für die meisten wassersportbegeisterten Menschen keine Option dar.

In diesem Kapitel erläutern wir, warum die Behandlung von Symptomen dennoch ihre Berechtigung hat und wie sie erfolgen kann. Außerdem erklären wir, wie Stress und Angst reduziert werden können. Vor allem aber werden wir Methoden aufzeigen, die zum Ziel haben, seefit zu sein, sodass die Seekrankheit gar nicht erst auftritt. Dabei erfolgt die Betrachtung wieder aus den drei oben bereits vorgestellten Blickwinkeln.

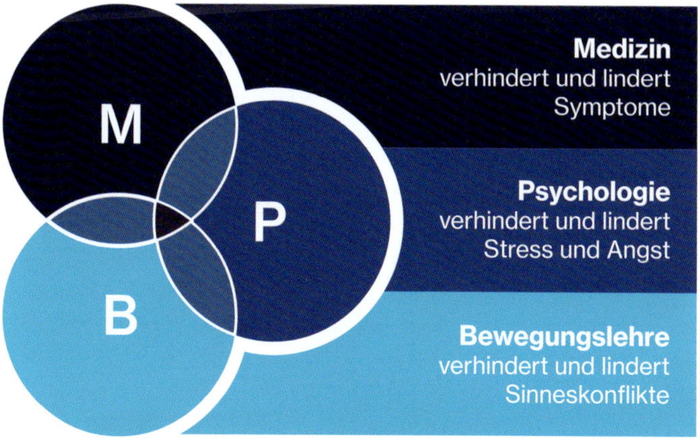

Medizinische Aspekte

Niemand möchte tagelang lethargisch sein, sich elend fühlen oder sich gar ständig übergeben. Und das muss auch nicht sein! Deshalb betrachten wir hier aus dem Blickwinkel der Medizin verschiedene Behandlungsmöglichkeiten, die den Weg zum Wohlbefinden entspannter machen. Es geht darum, die bei der Seekrankheit auftretenden Symptome zu reduzieren beziehungsweise sie zu verhindern. Zu den Behandlungsmöglichkeiten gehören Akupunktur und Akupressur, homöopathische, pflanzliche oder medikamentöse Therapien und andere Hilfsmittel.

Wichtig: Nahezu alle medizinischen Ansätze haben gemein, dass sie möglichst frühzeitig angewendet werden sollten, im Idealfall vor dem Auftreten der Seekrankheits-Symptome. Das bedeutet, dass die Maßnahmen eher als Prophylaxe, also als vorbeugende Maßnahme, denn als Therapie zu verstehen sind. Sind die Symptome erst einmal da, wird die Behandlung ungleich schwieriger. Der Einfachheit halber wird im Folgenden trotzdem von „Behandlung" statt „Vorbeugung" gesprochen.

Ein Kritikpunkt an der medizinischen Behandlung der Seekrankheit ist, dass sie nur die Symptome eindämmt, nicht aber die eigentlichen Ursachen, die dafür verantwortlich sind, dass Menschen überhaupt seekrank werden – beispielsweise die ungewohnten Bewegungen, die gelernten Muster oder die sensorischen Konflikte.

Das wirft die Frage auf, ob der medizinische Ansatz überflüssig ist. Gleich vorweg: Nein! Es ist durchaus sinnvoll, medizinische Maßnahmen zu ergreifen, insbesondere wenn die Medikamente dazu führen, dass die Symptome gelindert werden oder gänzlich abklingen. Dann stellt sich nämlich die berechtigte Frage, ob eine Seekrankheit ohne Symptome überhaupt noch eine Seekrankheit ist. Mehr noch: Das Wissen, dass eine Vermeidung oder Linderung der Symptome durch Mittel in der Bordapotheke möglich ist, trägt dazu bei, dass viele Seefahrer entspannter an Bord gehen. Das bedeutet, dass es zu weniger Stress und Angst kommt und damit eine grundsätzliche Verbesserung des Bordlebens herbeigeführt wird. Zur Erinnerung: Stress führt zur Aussendung von Botenstoffen, die Seekrankheits-Symptome auslösen. Das wiederum führt zu weiterem Stress und so weiter und so fort ... Eine symptomatische Behandlung der Seekrankheit kann die Situation an Bord also durchaus verbessern.

Medikamente

Wer auf dem Markt für Arzneimittel nach Mitteln gegen Seekrankheit oder Reisekrankheit sucht, findet eine Vielzahl von Präparaten. Sie reichen von freiverkäuflichen Reisekaugummis bis hin zu verschreibungspflichtigen Medikamenten.

Damit ein Medikament in Deutschland auf den Markt gebracht werden darf, muss es vom Bundesinstitut für Arzneimittel und Medizinprodukte (BfArM) zugelassen werden. Generell werden Medikamente in vier Gruppen eingeteilt. Die Gruppen spiegeln wider, wie und wo jemand das Medikament erhalten kann.

- **Freiverkäufliche Medikamente dürfen auch außerhalb von Apotheken ausgegeben werden.**
- **Apothekenpflichtige Medikamente dürfen nur von Apotheken ausgegeben werden.**
- **Verschreibungspflichtige Medikamente dürfen nur von Apotheken nach Vorlage einer ärztlichen, zahnärztlichen oder tierärztlichen Verordnung ausgegeben werden.**
- **Betäubungsmittel dürfen nur von Apotheken nach Vorlage eines Betäubungsmittel-Rezeptes ausgegeben werden.**

Alle Medikamente gegen Seekrankheit haben das Ziel, Übelkeit und Erbrechen zu vermeiden, erreichen dieses aber durch unterschiedliche Wirkweisen. Zum besseren Verständnis stellen wir daher zunächst die verschiedenen Wirkweisen der Medikamente gegen Seekrankheit vor. Anschließend folgt zur Übersicht eine Auflistung der auf dem Markt erhältlichen Wirkstoffe, gegliedert nach ihrer hauptsächlichen Wirkweise.

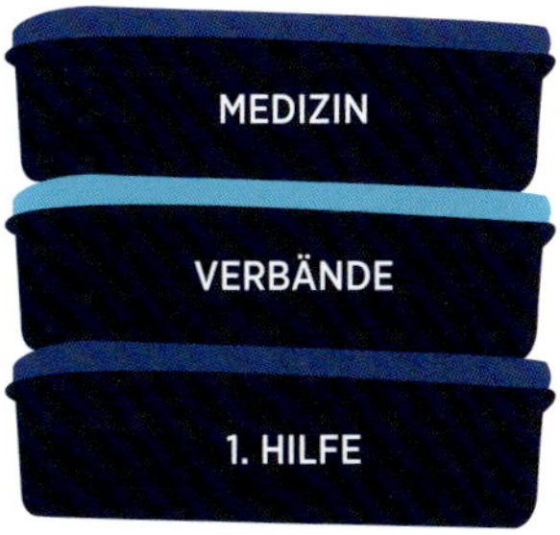

Eine gut sortierte Bordapotheke kann zur Entspannung beitragen.

Antihistaminerge Wirkung

Antihistaminika können verschiedene Histaminrezeptoren blockieren. Für die Seekrankheit ist eine Wirkung an den H1-Histaminrezeptoren notwendig, die unter anderem im Gehirn vorkommen. Wurden die H1-Rezeptoren im Gehirn durch das Medikament blockiert, kann Histamin dort nicht mehr andocken. So können bereits vorhandene Symptome wie Übelkeit und Erbrechen abgeschwächt werden.

Wird das Medikament frühzeitig eingenommen, entsteht erst gar keine Übelkeit, weshalb der Einsatz von Antihistaminika bei Seekrankheit vorbeugend erfolgen sollte. Wohlbefinden und eine geringe Anfälligkeit für Seekrankheitssymptome sind die positive Folge. Ideal ist die Einnahme am Vorabend der Reise vor dem Schlafengehen, weil im Schlaf der Histaminspiegel von Natur aus sinkt. Wirkt zusätzlich ein Antihistaminikum, sind am nächsten Morgen einerseits der Histaminspiegel niedrig und andererseits die H1-Histaminrezeptoren blockiert. Dieses Vorgehen ist auch deshalb ratsam, weil Medikamente dieser Gruppe zentral im Gehirn wirken und dadurch zu Müdigkeit, Antriebslosigkeit und Benommenheit führen können. Medizinisch wird dies als sedierender Effekt bezeichnet.

Ist die Einnahme am Vorabend nicht möglich oder nicht sinnvoll, sollte spätestens ein bis zwei Stunden vor dem Ablegen das Antihistaminikum eingenommen werden. Dann muss bedacht werden, dass die Verkehrstüchtigkeit durch die oben genannten Nebenwirkungen eingeschränkt sein kann.

Wichtig: Antihistaminika, die gegen Allergien und Heuschnupfen eingesetzt werden, sind für die Behandlung der Seekrankheit nicht geeignet, da sie keine ausreichende Wirkung im Gehirn haben.

Anticholinerge Wirkung

Anticholinergika hemmen die Wirkung des körpereigenen Botenstoffs Acetylcholin. Sie vermindern im Gehirn die Wirkung, wenn das Gleichgewichtssystem angeregt wird, was Schwindel und Übelkeit lindert oder vorbeugt. Außerdem führen sie zu einer Bewegungshemmung des Magen-Darm-Traktes. Dies ist bis zu einem gewissen Grad positiv, wenn der Magen-Darm-Trakt beispielsweise durch Stress „überreagiert"; so werden Beschwerden wie Durchfall und Erbrechen vermieden oder gelindert.

Anticholinergika wirken aber nicht nur im Gehirn und im Magen-Darm-Trakt, sondern beispielsweise auch im Auge. Aufgrund der Wirkorte und Wirkmechanismen liegen verschiedene Kontraindikationen vor. (Fälle, bei denen das Medikament nicht eingenommen werden darf.) So dürfen Anticholinergika nicht eingenommen werden, wenn erhöhter Augeninnendruck (Glaukom oder Glaukomneigung), Verengungen des Magenausgangs oder Probleme beim Wasserlassen (beispielsweise durch Prostataerkrankungen) vorliegen. Außerdem können Nebenwirkungen auftreten. Dazu gehören vor allem Mundtrockenheit und Verstopfung sowie Seh- und Gedächtnisstörungen. Durch die letztgenannten Nebenwirkungen können Anticholinergika die Verkehrstüchtigkeit einschränken.

Serotonin-Antagonisten

Serotonin-Antagonisten sind hochwirksame Medikamente, die bei Übelkeit durch Chemotherapien oder Operationen eingesetzt werden. Studien zur Wirkung bei Reise- oder Seekrankheit haben gezeigt, dass die Medikamente vor allem bei einer vorhandenen Übelkeit mit Erbrechen anschlagen. Für die vorbeugende Behandlung können sie auch eingesetzt werden, der Effekt ist aber deutlich geringer. Häufige Nebenwirkungen sind Kopfschmerzen und Verstopfung.

ACHTUNG: Die Medikamente gegen Seekrankheit wirken nahezu alle im Gehirn und seinen zugehörigen Nervenbahnen. Das ist notwendig, weil die Symptome der Seekrankheit durch Botenstoffe hauptsächlich dort ausgelöst werden. Solch eine Behandlung bringt leider teils unerwünschte Nebenwirkungen mit sich, wie starke Müdigkeit oder Sehstörungen. Das führt zu einer Einschränkung der Verkehrstüchtigkeit. Je nach Medikament kann dieser Effekt sehr ausgeprägt sein, worüber sich Schiffsführer, Wachhabende und andere Personen mit verantwortungsvoller Funktion an Bord eines Schiffes stets bewusst sein sollten.

Wirkstoffe gegen Seekrankheit

Auf den folgenden Seiten sind die Wirkstoffe der gängigsten Medikamente gegen Seekrankheit nach ihrer hauptsächlichen Wirkweise aufgelistet. Hat ein Medikament unterschiedliche Wirkweisen, wird der hauptverantwortliche Wirkungsweg als Erstes genannt. Zu den Wirkstoffen sind beispielhaft Namen aufgeführt, unter denen diese im Handel erhältlich sind (Handelsnamen).

Ein Wirkstoff, der im Zusammenhang mit der Seekrankheit eingesetzt wird, ist beispielsweise Dimenhydrinat. Medikamente, in denen dieser Wirkstoff enthalten ist, heißen unter anderem Vomex oder Superpep. Die Handelsnamen der Medikamente können also sehr unterschiedlich sein, obwohl der Wirkstoff identisch ist. Wurde ein Mittel gefunden, mit dem man gut zurechtkommt, hat es sich daher bewährt, für den Nachkauf (insbesondere im Ausland) nicht den Handelsnamen, sondern die Wirkstoffe zu notieren.

Hinweis: Einige Medikamente werden als Monopräparate bezeichnet, enthalten also nur einen Wirkstoff, andere sind Kombipräparate mit mehreren Wirkstoffen. Für die Anwendung von Arzneimitteln in Schwangerschaft und Stillzeit gibt das Pharmakovigilanz- und Beratungszentrum für Embryonaltoxikologie der Charité Berlin über die Internetseite www.embryotox.de umfassend Auskunft.

Wichtig: Die Informationen zu den Medikamenten dienen der Orientierung und können die ärztliche oder pharmazeutische Beratung nicht ersetzen! Es gilt der bekannte Satz: „Zu Risiken und Nebenwirkungen lesen Sie die Packungsbeilage und fragen Sie Ihre Ärztin, Ihren Arzt oder in Ihrer Apotheke."

Zudem sind die Angaben zur Dosierung zu beachten, insbesondere bei Kindern.Wenn es Vorerkrankungen gibt oder andere Medikamente parallel eingenommen werden, sollte zur Feststellung von Kontraindikationen und zur Vermeidung von Wechsel- oder Nebenwirkungen im Vorfeld der behandelnde Arzt zur Einnahme der Seekrankheits-Medikamente befragt werden.

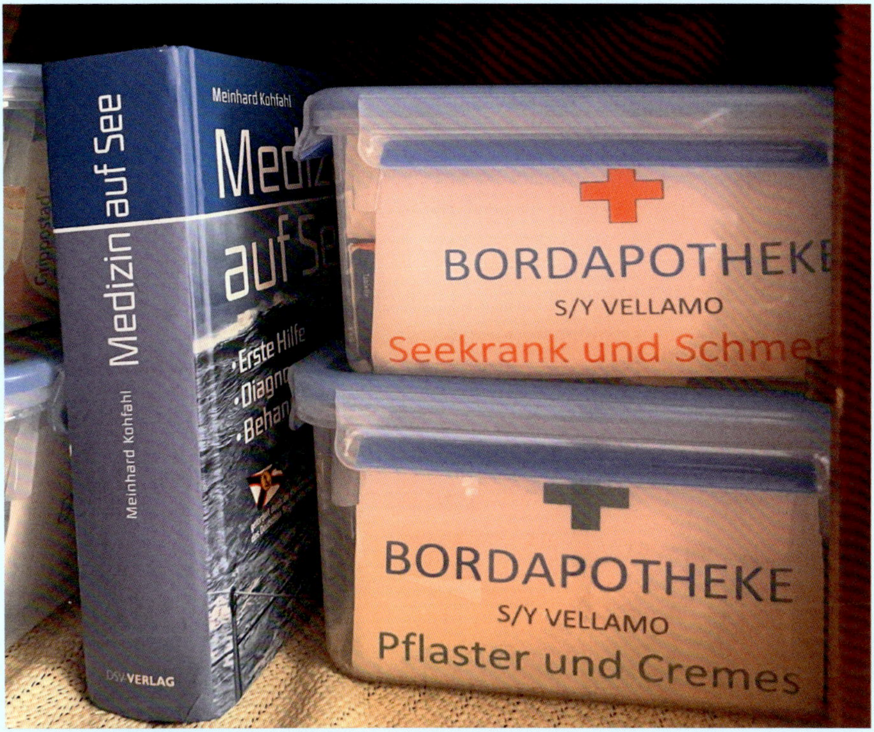

Es gibt viele Möglichkeiten, die Symptome der Seekrankheit mit Medikamenten zu behandeln.

Der Arzneimittelmarkt ist einem ständigen Wandel unterworfen. Damit immer die aktuellen Informationen zur Verfügung stehen, gibt es auf dem Segelfachportal BLAUWASSER.DE eine detaillierte Medikamentenliste zum Download. Sie wird regelmäßig überarbeitet.

www.blauwasser.de/seefit-med

Cyclizin

Wirkweise: antihistaminerg, anticholinerg
Handelsnamen: Marzine, Valoid
Anwendung: Tablette
Kinder: ab 6 Jahren, in angepasster Dosis
Die Indikation ist bei Kindern streng zu stellen.
Erhältlichkeit: in Deutschland nicht im Handel, im Ausland erhältlich.

Cyclizin ist ein Antihistaminikum, das sich durch eine hohe Wirkung gegen Übelkeit und Erbrechen bei gleichzeitig geringer beruhigender Eigenschaft auszeichnet. Eine Herausforderung ist die Dosierung. Wird zu viel Cyclizin eingenommen, kann es zu Vergiftungserscheinungen mit Herzrasen, Blutdruckabfall und Krampfanfällen kommen. Die Tabletten müssen daher streng nach Packungsbeilage eingenommen werden.

Meclozin

Monopräparat
Wirkweise: antihistaminerg, anticholinerg
Handelsnamen: Agyrax, Postafen
Anwendung: Tablette
Kinder: ab 12 Jahren, in angepasster Dosis
Erhältlichkeit: in Deutschland nicht im Handel, im Ausland oft frei verkäuflich erhältlich.

Kombipräparat (Meclozin in Kombination mit Vitamin B6 und Koffein)
Wirkweise: antihistaminerg, anticholinerg
Handelsname: Intinerol B6
Anwendung: Tablette, Zäpfchen
Kinder: ab 3 Monaten, in angepasster Dosis
Erhältlichkeit: in Deutschland nicht im Handel, im Ausland oft frei verkäuflich erhältlich.

Meclozin ist ein vergleichsweise leicht beruhigendes, gut verträgliches Antihistaminikum, das zur Behandlung von Übelkeit und Erbrechen, insbesondere bei Reisekrankheit, aber auch in der Schwangerschaft eingesetzt wird.

Cinnarizin

Monopräparat
Wirkweise: antihistaminerg, anticholinerg
Handelsname: Stugeron
Anwendung: Tablette
Kinder: ab 4 Jahren, in angepasster Dosis
Erhältlichkeit: in Deutschland nicht im Handel, im Ausland erhältlich.

Kombipräparat (Cinnarizin in Kombination mit Dimenhydrinat)
Wirkweise: antihistaminerg, anticholinerg
Handelsnamen: Arlevert, Vertigo-Vomex plus Cinnarizin
Anwendung: Tablette
Kinder: für die Anwendung bei Kindern nicht zugelassen.
Erhältlichkeit: apothekenpflichtig, verschreibungspflichtig

Cinnarizin ist ein sogenannter Kalziumkanalblocker, der aber auch antihistaminerg und anticholinerg wirkt. Dadurch kann Cinnarizin gut gegen Übelkeit und Erbrechen sowie zur Vorbeugung gegen Reisekrankheit eingesetzt werden. Von Vorteil ist, dass es kaum Müdigkeit auslöst und die Nebenwirkungen als mild eingestuft werden. In Deutschland ist Cinnarizin nur als Kombipräparat zur Behandlung von Schwindelsymptomen zugelassen. Im Ausland ist es als Monopräparat zur Behandlung von Reiseübelkeit erhältlich.

Dimenhydrinat

Wirkweise: antihistaminerg, anticholinerg
Handelsnamen: Superpep Reisekaugummis, Vomex A, Vertigo-Vomex SR
Anwendung: Tablette, Sublingualtablette, Kaugummi, Zäpfchen, Sirup, Injektionslösung
Kinder: ab 8 Kilogramm Körpergewicht, in angepasster Dosis, als Sirup oder Zäpfchen. Die Indikation ist bei Kindern bis drei Jahren streng zu stellen.
Erhältlichkeit: apothekenpflichtig, überwiegend nicht verschreibungspflichtig.

Dimenhydrinat besteht aus den beiden Komponenten Diphenhydramin und 8-Chlortheophyllin. Die Effekte in Bezug auf Seekrankheit kommen durch Wirkung des Diphenhydramin zustande. 8-Chlortheophyllin wird aufgrund seiner leicht anregenden Wirkung hinzugesetzt, um der stark beruhigenden Wirkung des Diphenhydramin entgegenzuwirken.

Diphenhydramin

Wirkweise: antihistaminerg, anticholinerg
Handelsname: Emesan
Anwendung: Tablette
Kinder: ab 6 Jahren. Die Indikation ist bei Kindern streng zu stellen.
Erhältlichkeit: apothekenpflichtig, nicht verschreibungspflichtig

Diphenhydramin ist Wirkstoffbestandteil des Dimenhydrinat. Aufgrund seines stark beruhigenden Effektes wird Diphenhydramin in Deutschland hauptsächlich zur kurzfristigen Behandlung bei Einschlaf- und Durchschlafstörungen angewendet. Es wirkt auch gegen Übelkeit und Erbrechen bei Seekrankheit, ist aber aufgrund des stark beruhigenden Effektes nicht das erste Mittel der Wahl.

Doxylamin

Monopräparat
Wirkweise: antihistaminerg, anticholinerg
Handelsnamen: Hoggar night, Sedaplus Saft
Anwendung: Tablette, Saft
Kinder: ab 6 Monaten, in angepasster Dosis. Die Indikation ist bei Kindern streng zu stellen.
Erhältlichkeit: apothekenpflichtig, meistens nicht verschreibungspflichtig

Kombipräparat (Doxylamin in Kombination mit Pyridoxin/Vitamin B6)
Wirkweise: antihistaminerg, anticholinerg
Handelsnamen: Cariban, Xonvea
Anwendung: Tablette
Kinder: für die Anwendung bei Kindern nicht zugelassen.
Erhältlichkeit: apothekenpflichtig, meistens verschreibungspflichtig

Doxylamin ist ein stark beruhigendes Antihistaminikum, das vor allem zur kurzfristigen Behandlung von Ein- und Durchschlafstörungen angewendet wird, darüber hinaus zur Behandlung von Übelkeit. Im Ausland ist Doxylamin als Medikament gegen Reise- und Seekrankheit erhältlich (Monopräparat). In Deutschland wird Doxylamin nur in Kombination mit Pyridoxin (Vitamin B6) zur Behandlung von Übelkeit in der Schwangerschaft angeboten (Kombipräparat).

Bei älteren Patienten kann Doxylamin Sehstörungen, Schwindel und Herzrhythmusstörungen auslösen. Die längerfristige Einnahme kann zu einem Gewöhnungseffekt führen, die Wirkung lässt dann nach.

Promethazin

Wirkweise: antihistaminerg, anticholinerg, antidopaminerg
Handelsnamen: Atosil, Proneurin
Anwendung: Tablette, Tropfen
Kinder: ab 2 Jahren, in angepasster Dosis. Die Indikation ist bei Kindern streng zu stellen.
Erhältlichkeit: apothekenpflichtig, verschreibungspflichtig

Promethazin ist ein Neuroleptikum aus der Gruppe der Phenothiazine, das bei psychisch bedingten Unruhe- und Erregungszuständen eingesetzt wird und sehr stark beruhigend wirkt. Aufgrund seiner antihistaminergen Wirkung wird es auch gegen Übelkeit und Erbrechen eingesetzt. Promethazin hat ein hohes Risiko für Nebenwirkungen. Es sollte nur in Ausnahmefällen genutzt werden, wenn andere Behandlungsmethoden nicht zielführend sind.

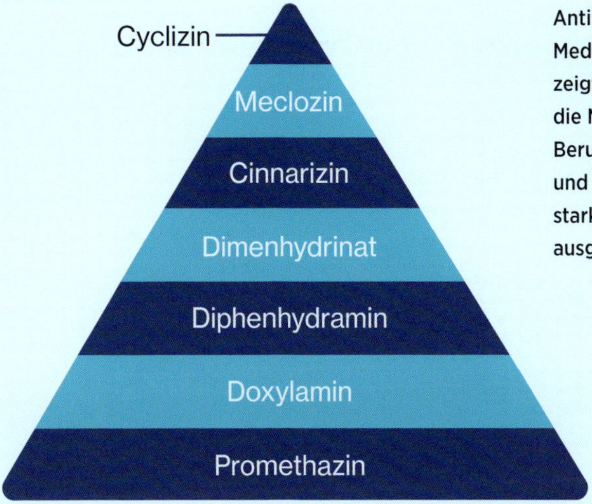

Antihistaminerg wirkende Medikamente. Die Grafik zeigt die Ausprägung für die Nebenwirkungen Beruhigung, Müdigkeit und Benommenheit (unten stark, oben schwach ausgeprägt).

Scopolamin

Wirkweise: anticholinerg
Handelsnamen: Scopoderm TTS transdermal Pflaster
Anwendung: transdermales Pflaster
Kinder: ab 10 Jahren
Erhältlichkeit: apothekenpflichtig, verschreibungspflichtig.

Einer der wirksamsten Wirkstoffe gegen Seekrankheit ist Scopolamin (er kommt in der Natur unter anderem in Nachtschattengewächsen wie der Tollkirsche oder dem Stechapfel vor). Ein Scopolamin-Pflaster wird fünf bis sechs Stunden vor Reisebeginn hinter dem Ohr auf die Haut geklebt. Grund für den Anwendungsort ist nicht die „Nähe zum Gehirn", sondern die Tatsache, dass die Haut hinter dem Ohr gut geschützt und dünn ist – so kann das Pflaster einerseits nicht so leicht verloren gehen oder nass werden, andererseits wird der Wirkstoff schneller über die Haut in das Blut aufgenommen. Nach 72 Stunden wird das Pflaster entfernt und bei Bedarf ein neues hinter dem anderen Ohr aufgeklebt.

Ondansetron

Wirkweise: Serotonin-Rezeptorblockade
Handelsnamen: Cellondan, Ondansetron, Zofran
Anwendung: Tablette, Schmelztablette, Injektions- und Infusionslösungen
Kinder: ab 6 Monaten, in angepasster Dosis
Erhältlichkeit: apothekenpflichtig, verschreibungspflichtig

Granisetron

Wirkungsweise: Serotonin-Rezeptorblockade
Handelsnamen: Granisetron, Kevatril, Sancuso (Pflaster)
Anwendung: Tablette, Injektions- und Infusionslösung, Transdermales Pflaster
Kinder: ab 6 Monaten, in angepasster Dosis
Erhältlichkeit: apothekenpflichtig, verschreibungspflichtig

Medikamente sollten vorbeugend eingenommen werden.

Sehr effektiv ist der Einsatz des Wirkstoffs Scopolamin.

Antihistaminika mit geringer Ermüdung sind Cinnarizin, Meclozin und Cyclizin.

Bei starker Übelkeit mit Erbrechen können Serotonin-Antagonisten hilfreich sein.

Akupunktur und Akupressur

Akupunktur und Akupressur sind Säulen der Traditionellen Chinesischen Medizin (TCM), bei der verschiedene Punkte am Körper mit Nadeln oder durch stumpfen Druck stimuliert werden. Bekannt sind etwa 400 Punkte, die auf sogenannten Meridianen liegen, Leitbahnen der Körperenergie "Qi". Studien haben gezeigt, dass Akupunktur zur Behandlung von Übelkeit, die bei Chemotherapien auftritt, hilfreich ist. Hinsichtlich der Akupressur wurde die Wirkung vor allem bei Schwangerschaftsübelkeit nachgewiesen.

Dank der lindernden Wirkung bei Übelkeit und Erbrechen kann die Behandlung mit Akupunktur und/oder Akupressur somit auch bei Seekrankheit eingesetzt werden. Der bekannteste und am umfangreichsten untersuchte Punkt in Bezug auf Seekrankheitssymptome ist der Punkt „Perikard 6" (P6). Er wird auch Nei-Kuan-Punkt genannt und befindet sich an der Innenseite des Unterarms, etwa drei Querfinger oberhalb der Hautfalte am Handgelenk. Der Punkt liegt zwischen den beiden dort tastbaren Sehnen. Wird der Nei-Kuan-Punkt stimuliert, wirkt das entspannend und übelkeitsmindernd.

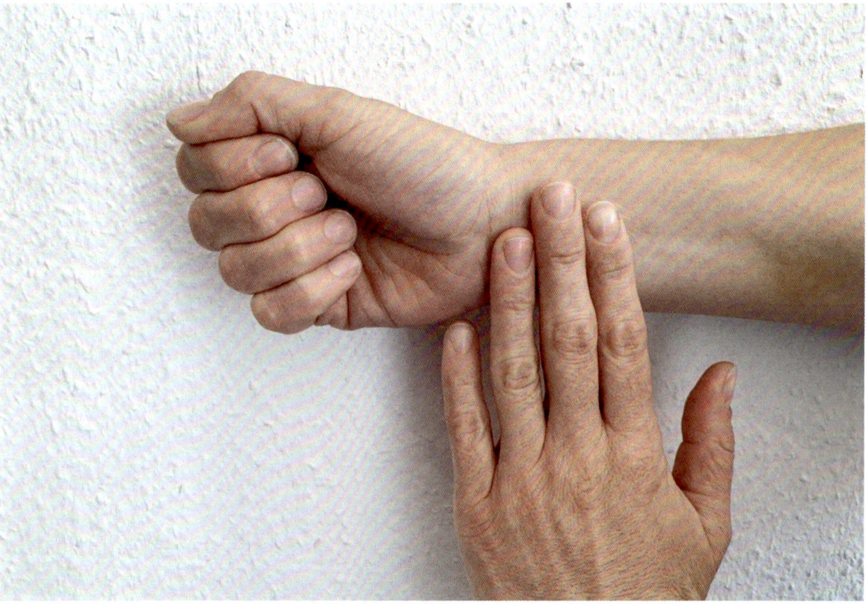

Der Nei-Kuan-Punkt liegt an der Innenseite des Unterarms, etwa drei Querfinger oberhalb der Hautfalte am Handgelenk.

Die Stimulation des Nei-Kuan-Punktes kann in Eigenregie durchgeführt werden – wahlweise durch Druck mit einem Finger der anderen Hand oder aber durch das Tragen von Akupressurbändern (Handelsname: Sea-Band). Letzteres ist auf Dauer erfahrungsgemäß einfacher. Bei beiden Methoden lohnt es sich, den Punkt sorgfältig zu lokalisieren. Wird der Druck falsch platziert, bleibt die gewünschte Wirkung aus. Deshalb ist es wichtig, das Akupressurband korrekt anzulegen, von Zeit zu Zeit den Sitz zu überprüfen und die Lage gegebenenfalls zu korrigieren.

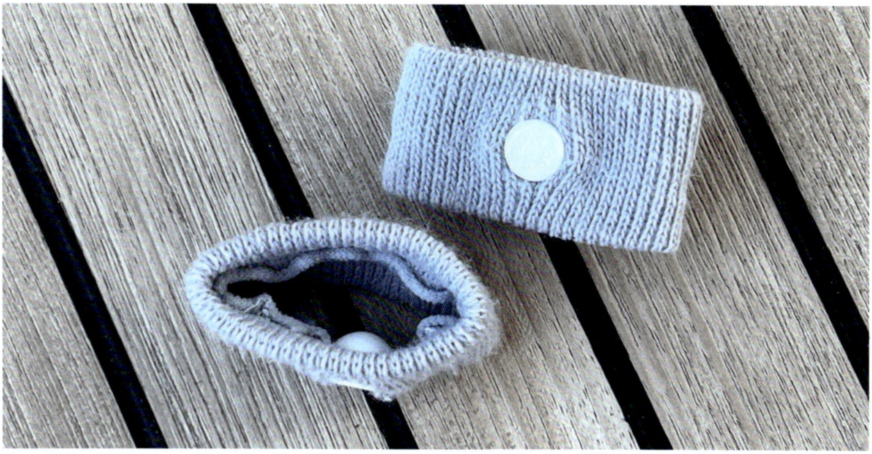

Solche Akupressur-Bänder stimulieren den Nei-Kuan-Punkt.

Homöopathie

Die Homöopathie (von griechisch homöo „ähnlich" und pathie „leiden") basiert auf der Vorstellung, dass Ähnliches mit Ähnlichem geheilt werden kann. Passend zum Krankheitsbild werden entsprechende Substanzen ausgewählt. Das können pflanzliche oder tierische Stoffe sein, aber auch Metalle oder Salze.

Die Substanzen werden „potenziert", das heißt, nach einem bestimmten Schema verdünnt. Das am häufigsten verwendete Verhältnis bei der Verdünnung mischt einen Teil Substanz auf neun Teile einer meist alkoholischen Lösung. Dieses Verdünnungsverhältnis heißt Dezimalpotenz (D). Bei der Potenz D1 wird der Verdünnungsvorgang einmal durchgeführt. Bei höheren Potenzen wird aus dieser entstandenen ersten Verdünnung wiederum ein Teil Lösung mit neun Teilen Lösungsmittel verdünnt, hiervon dann wiederum ein Teil mit neun Teilen Lösungsmitteln und so weiter. Bei der Potenz D12 wird der Vorgang entsprechend zwölfmal hintereinander durchgeführt. Durch dieses Verfahren soll die erwünschte Wirkung verstärkt werden. Genau genommen gilt nach der Lehre der Homöopathie: Je häufiger verdünnt wird, das heißt, je höher die Potenzierung ist, desto stärker ist die Wirkung. Eine pharmakologische Wirksamkeit der durch Potenzieren hergestellten Präparate gegen Seekrankheit konnte in Studien bisher allerdings nicht nachgewiesen werden.

Frei verkäufliche Mittel gegen Seekrankheit sind meist in der Potenz D12 erhältlich. Zu den beliebtesten Darreichungsformen zählen Globuli, auch Streukügelchen genannt.

Gängige homöopathische Mittel bei Seekrankheit sind:

- **Cocculus D12 (Anamirta cocculus)**
- **Petroleum D12 (Petroleum rectificatum)**
- **Nux vomica D12 (Strychnos nux-vomica, Brechnussbaum)**
- **Tabacum D12 (Nicotiana tabacum)**

Hinweis: Auch wenn mit Tabacum D12 ein homöopathisches Mittel auf der Basis von Nikotin bei der Behandlung der Seekrankheit ins Spiel gebracht wird, hilft Rauchen nicht! Stattdessen kann Rauchen zu Kopfschmerzen, Blässe und Kaltschweißigkeit sowie Übelkeit und Erbrechen führen. Das gilt auch, wenn bei Rauchern ein Gewöhnungseffekt in Bezug auf das Nervengift Nikotin eingetreten ist. Die Dosis macht bekanntlich das Gift.

Pflanzliche Therapie

Die pflanzliche Therapie, medizinisch Phytotherapie genannt, verwendet rein pflanzliche Substanzen zur akuten oder vorbeugenden Behandlung von Krankheiten und Symptomen. Dabei können die ganze Heilpflanze, einzelne Bestandteile oder nur bestimmte Inhalts- beziehungsweise Wirkstoffe zum Einsatz kommen. Die moderne Phytotherapie hat eine Vielzahl innovativer pflanzlicher Präparate, die sogenannten Phytopharmaka, hervorgebracht, die in Deutschland dem Arzneimittelgesetz unterliegen, das Qualität, Sicherheit und Wirksamkeit der auf dem Markt befindlichen Präparate gewährleistet.

Von den Phytopharmaka abzugrenzen sind Nahrungsergänzungsmittel mit pflanzlichen Inhaltsstoffen, die als Lebensmittel gelten und daher nicht unter das Arzneimittelgesetz fallen. Die Wirkung, die Qualität und die Sicherheit der Präparate können zwar denen eines pflanzlichen Arzneimittels entsprechen, aber sie unterliegen keiner diesbezüglichen Prüfpflicht.

Kräuter

Gegen Übelkeit und Erbrechen können Fenchel, Melisse und Pfefferminze Linderung bringen. Fenchel wirkt verdauungsfördernd und beruhigend, Pfefferminz magenstärkend und beruhigend, während Melisse den Brechreiz vermindert. Üblicherweise werden die Kräuter als Tee zubereitet.

Ingwer

Ingwer wirkt nicht nur entzündungshemmend und schmerzlindernd, sondern vermindert durch seine Wirkung im Magen-Darm-Trakt auch die Symptome Übelkeit und Erbrechen. Studien haben gezeigt, dass Ingwer zur Vorbeugung und Behandlung der Reisekrankheit hilft. Der Ausschuss für pflanzliche Arzneimittel (Committee on Herbal Medicinal Products, kurz HMPC) verlieh Ingwer daher den „well-established use“-Status (WEU-Status). Diese Einstufung erhalten pflanzliche Substanzen und Präparate, wenn die Datenlage aus den Studien die Wirksamkeit und Sicherheit belegt und der Stoff seit mindestens zehn Jahren in der EU genutzt wird. Das HMPC ist ein Fachgremium der Europäischen Arzneimittelagentur (EMA), das für die Zusammenstellung und Bewertung wissenschaftlicher Daten zu pflanzlichen Substanzen und Zubereitungen zuständig ist.

Es sind noch nicht alle Inhaltsstoffe des Ingwers bekannt, aber zu einigen liegen Erkenntnisse vor. Neben einer Vielzahl ätherischer Öle wie Zingiberen und Zingiberol enthält Ingwer Scharfstoffe, sogenannte Gingerole und Shogaole. Wird Ingwer getrocknet, steigt der Gehalt an Shogaolen, da sich die Gingerole durch den Wasserentzug in Shogaole umwandeln. Das ist von Vorteil, da davon ausgegangen wird, dass die Shogaole therapeutisch wirksamer sind als die Gingerole. Um eine gute Wirkung gegen Seekrankheit zu erhalten, sollte Ingwer daher in getrockneter Form angewendet werden. Ingwer ist in der Apotheke beispielsweise als Kapsel (Handelsname: Zintona) mit 500 Milligramm Ingwerwurzelpulver pro Kapsel erhältlich.

Die in den Studien verwendete Menge lag überwiegend bei 1.000 Milligramm getrocknetem Ingwerpulver als Einzeldosis pro Tag. Eine Dosissteigerung auf über 2.000 Milligramm führte zu keiner weiteren Verbesserung, im Gegenteil: Stattdessen kann zu viel Ingwer zu Sodbrennen und Magenschmerzen führen. Die Verkehrstüchtigkeit wird nicht beeinträchtigt.

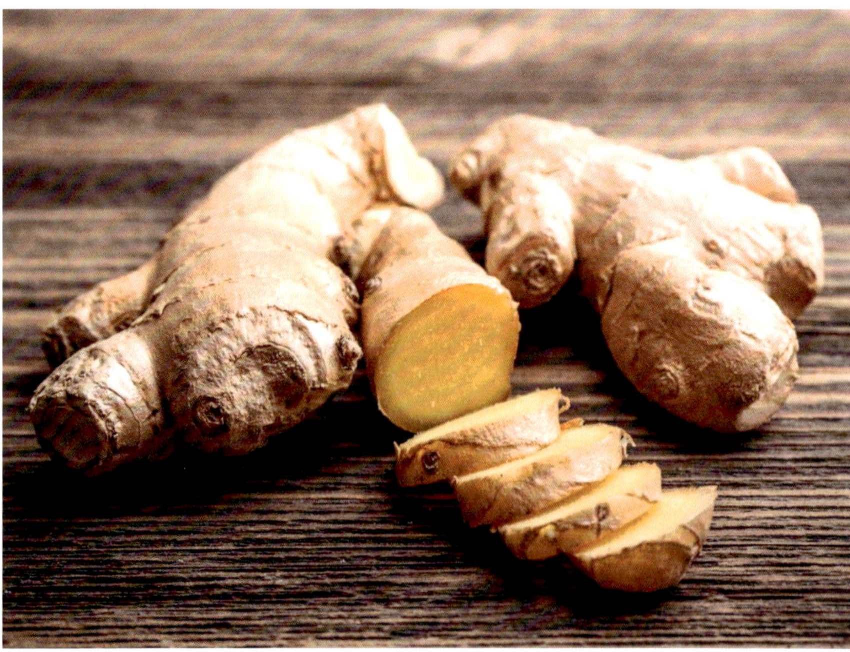

Ingwer hilft gegen Übelkeit und Erbrechen.

Nahrungsergänzungsmittel

Diaminoxidase (DAO)

Nahrungsergänzungsmittel mit dem Enzym Diaminoxidase (DAO) werden zur Unterstützung des natürlichen Abbaus von Histamin aus der Nahrung eingenommen. Dabei muss auf magensaftresistente Tabletten geachtet werden, damit der Wirkstoff erst im Dünndarm und nicht schon im Magen freigesetzt wird, wo er wirkungslos verpuffen würde. Durch die Einnahme des DAO wird die Enzymmenge im Dünndarm erhöht und der Histaminabbau dort gefördert. Ein Nahrungsergänzungsmittel mit DAO sollte 15 bis 20 Minuten vor der Mahlzeit eingenommen werden.

Wichtig: Die Einnahme von DAO hat keine Wirkung auf das bereits im Blut vorhandene Histamin. Kommt es also auf See durch Stress zu einem Anstieg des Histamins im Körper, führt die Einnahme von DAO nicht zu einem Abklingen der Symptome.

Vitamin B6

Vitamin B6 unterstützt das DAO beim Histamin-Abbau. Als Vitamin B6 wird keine einzelne Substanz, sondern eine Gruppe von Stoffen bezeichnet, die an einer Vielzahl von Stoffwechselfunktionen im Körper beteiligt sind. Zu Vitamin B6 gehören Pyridoxin, Pyridoxamin und Pyridoxal sowie weitere Verbindungen. Hinsichtlich der Wirksamkeit gibt es bisher nur wenige Studien.

In Bezug auf Vitamin B6 wird häufig davon gesprochen, dass ein Mangel zu Symptomen wie Konzentrationsschwäche, Stimmungsschwankungen und Müdigkeit führen kann. Außerdem ist das Risiko für Schwangerschaftsübelkeit erhöht. Ein echter Mangel ist bei normaler Nahrungszufuhr allerdings sehr selten. Bei Schwangeren, bei Anwendung bestimmter Medikamente wie einer östrogenhaltigen Verhütung (Pille) oder verschiedener Antidepressiva und bei Menschen mit einer Histaminintoleranz kann ein Mangel aber vorliegen, sodass in diesen Fällen die Einnahme eines Vitamin-B6-Präparates sinnvoll sein kann. Bei der längerfristigen Einnahme sollten die Maximalwerte nicht überschritten werden, da sonst Nervenschmerzen oder Taubheitsgefühle auftreten können.

Vitamin B6 ist als Pyridoxin-Monopräparat oder in Kombination mit den antihistaminerg wirkenden Seekrankheitsmitteln Meclozin und Doxylamin erhältlich.

Vitamin C

Vitamin C spielt bei der Entstehung von Seekrankheitssymptomen eine große Rolle, da es Einfluss auf den Histaminspiegel hat. Sinkt der Vitamin-C-Spiegel im Blut ab, steigt der Histaminspiegel an. Daraus ergibt sich umgekehrt, dass eine Erhöhung des Vitamin-C-Spiegels zu einem Absinken des Histaminspiegels führt, was zu einer Linderung der Seekrankheits-Symptome führt.

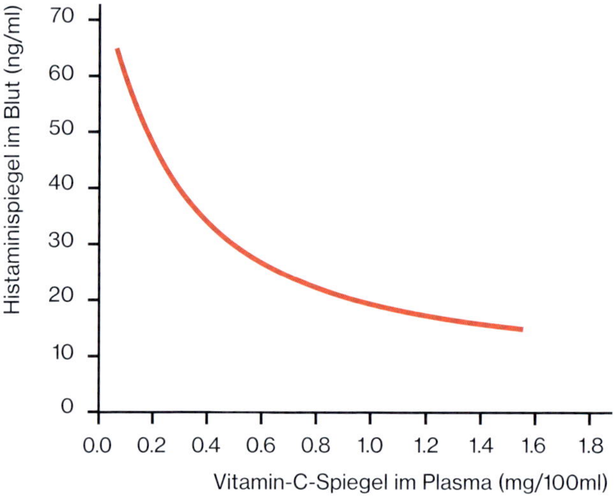

Ein hoher Vitamin-C-Spiegel bedingt einen niedrigen Histaminspiegel und umgekehrt.
Grafik in Anlehnung an Clemetson C.A.B.: Histamine and ascorbic acid in human blood. Journal of Nutrition 1980; 110:662-668.

Dazu gibt es für Segler zwei interessante Studien, und zwar von Professor Reinhart Jarisch (Hautarzt und Allergologe) und von Lina Rixgens (Regattaseglerin und Ärztin). Beide konnten die positive Wirkung von Vitamin C auf das allgemeine Unwohlsein sowie die Symptome Müdigkeit und Übelkeit im Rahmen der Seekrankheit nachweisen.

Eine Obergrenze für die Zufuhr von Vitamin C wurde von der europäischen Behörde für Lebensmittelsicherheit (EFSA) aufgrund fehlender Daten noch nicht festgelegt. Es wird jedoch davon ausgegangen, dass bei einer täglichen Zufuhr von maximal 1.000 Milligramm Vitamin C keine unerwünschten Nebenwirkungen zu erwarten sind. Im Gegensatz zu den meisten Medikamenten gegen Seekrankheit ist der große Vorteil von Vitamin C, dass es nicht müde macht und somit die Verkehrstüchtigkeit nicht beeinträchtigt.

Vitamin C ist im Handel hauptsächlich in Form von Kapseln zum Einnehmen erhältlich. Es gibt auch Präparate, die als Kaugummi oder Lutschtabletten angeboten werden. Sie sind ideal, weil Vitamin C über die Mundschleimhaut schnell aufgenommen wird. Beim Kaugummi hilft zudem die Kaubewegung selbst, da das Kauen die Übelkeit zusätzlich reduzieren soll.

Sonstige Maßnahmen gegen Seekrankheit

Neben den hier genannten Maßnahmen gegen Seekrankheit gibt es noch viele weitere. Vor allem gibt es auch viele Tipps, die unter Seglern oder Kreuzfahrt-Passagieren weitergereicht werden. Die Crux dabei ist, dass manche dieser Tipps gegen die Seekrankheit helfen – und manche Tipps das genaue Gegenteil bewirken.

Für die meisten dieser Ansätze ist die wissenschaftliche Datenlage dünn oder gar nicht vorhanden. Trotzdem kann der individuelle Nutzen gegeben sein, denn es gilt stets die simple Regel: Was hilft, das hilft! Solange kein negativer Effekt auftritt, sind alle Ansätze gerechtfertigt, die zu einer individuellen Verbesserung der Seekrankheitssymptome führen oder die Seekrankheit gar nicht erst auftreten lassen.

Tipp: Ohrstöpsel

Immer wieder berichten Segler, dass es ihnen hilft, in nur einem Ohr einen Ohrstöpsel zu tragen. Die Idee dahinter ist, dass dadurch eine Beeinflussung des Gleichgewichtsorgans stattfindet. Das führt wahrscheinlich zu einer anderen Sinneswahrnehmung, die wiederum mit einer Verringerung der Sinneskonflikte einhergeht. Eine wissenschaftliche Erklärung dafür gibt es bisher nicht.

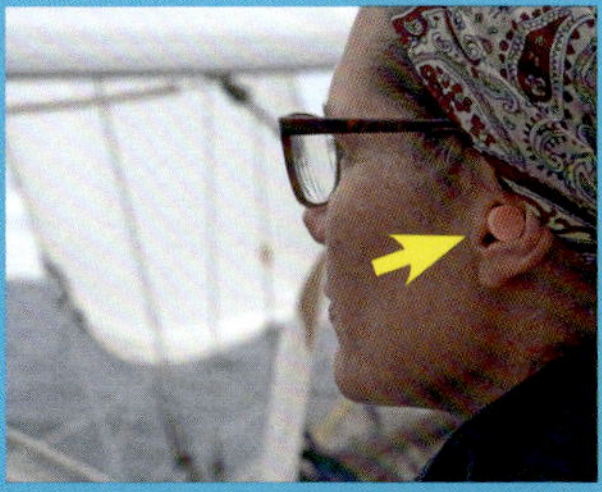

Manchen Menschen hilft auf See das einseitige Tragen eines Ohrstöpsels.

Psychologische Aspekte

Allein schon die Vorstellung, eine Seereise, eine Kreuzfahrt oder einen Segeltörn zu unternehmen, kann bei manchen Personen psychische Reaktionen wie Stress und Angst auslösen. Gleiches gilt für die ungewohnten Bewegungsmuster eines Schiffes. Es wurde bereits erläutert, dass Stress und Angst das Auftreten der Seekrankheit begünstigen oder eine vorhandene Seekrankheit verstärken. Glücklicherweise können die psychischen Reaktionen im Zusammenhang mit Seekrankheit durch gezielt eingesetzte Techniken vermindert, verzögert oder vermieden werden.

Mittels solcher Techniken erreicht man eine Neuorientierung des Denkens und der Wahrnehmung. Dabei muss zuerst verstanden werden, dass der Weg, den man bisher geht, unter Umständen gar nicht zum Ziel führt. Denn solange ein Weg für richtig gehalten wird, besteht keine Notwendigkeit, ihn zu verlassen oder von ihm abzuweichen. Man muss sich also des falschen Weges bewusst werden; nur dann kann man einen neuen Weg einschlagen und dabei Methoden und Techniken anwenden, die helfen, ihn richtig zu gehen.

Gelernte Muster bewusst machen

Weiter vorn im Buch wurde unter psychologischen Gesichtspunkten erläutert, wie die Seekrankheit entsteht. Dabei wurde gezeigt, dass der Mensch in gelernten Mustern denkt und handelt, und einige dieser Muster können nicht einfach an Bord übernommen werden. Die vom Land bekannte, unbewusste Orientierung an Mustern, wie beispielsweise „das Große ist das Feste und das Kleine ist das Bewegliche", führt auf See zu Effekten, die das Gehirn verwirren und in der Folge Stress und Seekrankheit auslösen können (siehe Seite 46 ff.).

So gesehen wäre es gut, wenn man diese gelernten Muster umprogrammieren oder ablegen könnte. Aber das wäre einerseits gar nicht so einfach und andererseits auch gar nicht sinnvoll, da sie nach Abschluss einer Seereise weiterhin für das Leben an Land benötigt werden. Stattdessen hat es sich bewährt, sich bewusst zu machen, dass es Muster gibt, die auf See nicht funktionieren. Aus psychologischer Sicht schafft das reine Bewusstmachen bereits Abhilfe, weil dem Gehirn die Möglichkeit gegeben wird, neue Muster für den Einsatz auf See zu definieren und zu entscheiden, welche „Wahrheit" gilt. Es kann dann beurteilen, ob die Kompassrose wackelt und das Schiff fest ist oder ob das Schiff wackelt und die Kompassrose fest ist.

Mit etwas Übung gelingt es sehr gut, sich immer wieder bewusst zu machen, welche Muster für die Beurteilung von Bewegungen die richtigen sind, und zwar so lange, dass es auf Dauer unbewusst geschieht. Speziell dazu haben wir die Seefit-Übungen entwickelt, auf die wir am Ende des Buches eingehen.

Drehbücher positiv schreiben

Menschen nutzen Verhaltensabfolgen, die anhand eines unbewussten Drehbuchs durchgeführt werden. Ein Restaurantbesuch läuft beispielsweise üblicherweise nach einem bestimmten Schema ab:

- **das Restaurant betreten**
- **den Tisch auswählen**
- **die Speisekarte lesen**
- **die Getränke bestellen**
- **die Speisen bestellen**
- **die Speisen verzehren**
- **die Rechnung bezahlen**
- **das Restaurant verlassen**

Die wenigsten Menschen kommen auf die Idee, von diesem Ablauf abzuweichen, weil sie auch hier einem gelernten Muster folgen, das automatisiert abläuft. Sie würden nicht erst nach dem Essen die Speisekarte lesen oder erst die Rechnung bezahlen und dann den Tisch auswählen. Automatisiert vorzugehen erfordert keinen größeren kognitiven, also gedanklichen Aufwand und schafft auf diese Weise Freiraum, sich auf andere Dinge wie etwa den Gesprächsinhalt am Tisch zu konzentrieren.

Ein Restaurantbesuch ist normalerweise ein positives Erlebnis. Es gibt aber auch Drehbücher, die zu negativen Erlebnissen führen. Menschen, die seekrank werden, folgen häufig einem negativ verlaufenden Drehbuch, das durch eine entsprechende Erwartungshaltung festgeschrieben wurde. Bei häufig erfahrener Seekrankheit kann derjenige sogar darauf konditioniert sein. Das bedeutet, dass ein Reiz (oder auch nur die Aussicht darauf) eine gelernte Reaktion auslöst. Das kann dazu führen, dass der Körper auf den Reiz „Schiff betreten" mit einer gelernten Reaktion „Übelkeit" reagiert, ohne dass überhaupt Seegang oder Schiffsbewegungen vorliegen.

In der Medizin gibt es einige Beispiele, die zeigen, dass eine solche negative Konditionierung funktioniert. Beispielsweise wurde ein Test mit Tieren durchgeführt, bei dem ein Medikament gespritzt wurde, das starke Übelkeit auslöst. Nach jeder Injektion mussten sich die Tiere übergeben. Nach einigen Anwendungen wurde statt des Medikaments nur noch eine Kochsalzlösung ohne Wirkung gespritzt. Die Tiere übergaben sich trotzdem, weil sie darauf konditioniert waren, dass eine Spritze Übelkeit auslöst. Dieses Wissen reichte, um die entsprechende Reaktion in Gang zu bringen, an deren Ende das Erbrechen stand. Solch eine Konditionierung funktioniert auch beim Menschen. Bei Menschen, die so konditioniert sind, reicht die Erwartung von Unwohlsein an Bord bereits aus, um das Unwohlsein auszulösen. Solche Erwartungen können bewusst oder unbewusst vorhanden sein.

Neben der Konditionierung kommt es zu einem zweiten Effekt: Jemand, der fürchtet, seekrank zu werden, verhält sich unbewusst so, dass er erst recht seekrank wird. Beispielsweise vermeidet er aktive Bewegungen und hält sich stattdessen am Schiff fest, oder er verzichtet darauf, etwas zu essen, weil er ja davon ausgeht, dass ihm gleich übel wird und ihm sowieso alles wieder hochkommt. Damit führt das Handeln selbst zu genau dem Ergebnis, das eigentlich vermieden werden sollte.

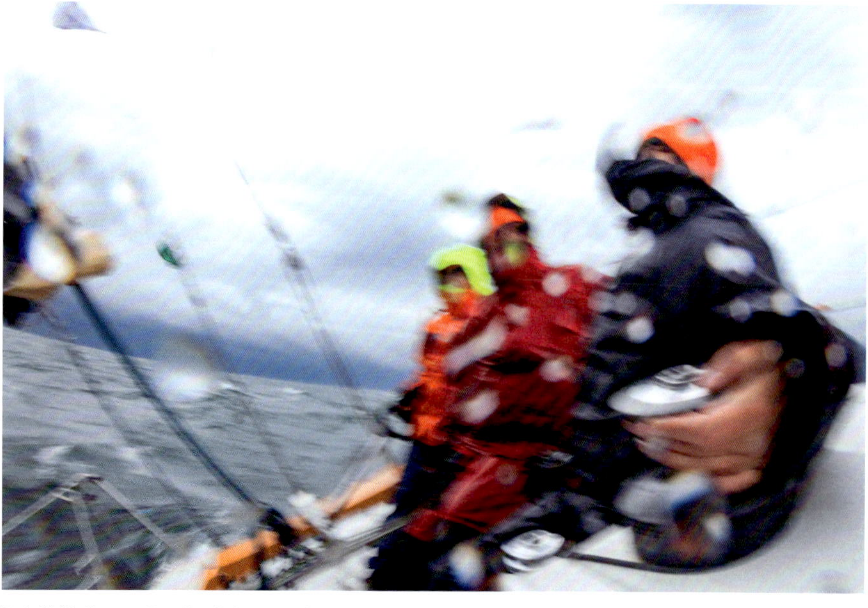

Bei Abläufen an Bord spielt auch die Psychologie eine Rolle.

Im Englischen gibt es dafür den Ausdruck Self-Fulfilling Prophecy, also die sich selbst erfüllende Prophezeiung. Damit ist gemeint, dass eine Annahme über eine mögliche Zukunft einen wesentlichen Einfluss auf die eintretende Zukunft hat. Der Placeboeffekt bei Medikamenten als positiver Vorhersageeffekt beruht beispielsweise auf dieser Idee.

Leider funktioniert der Vorhersageeffekt auch im negativen Sinne als sogenannter Nocebo-Effekt. Wenn man davon ausgeht, dass etwas nicht wirkt oder negative Folgen hat, dann wirkt es in der Regel auch nicht oder hat negative Folgen. Ein Beispiel für eine selbsterfüllende Prophezeiung im Zusammenhang mit Seekrankheit ist der folgende innere Dialog:

„Heute ist es aber windig, dann schaukelt es bestimmt ordentlich und mir wird dann immer sofort schlecht. Das kenne ich schon. Das geht nie gut. Da kann ich nur im Cockpit liegen und muss am Ende jedes Mal über die Reling spucken."

Glücklicherweise funktionieren Konditionierung und selbsterfüllende Prophezeiungen nicht nur in negativer, sondern auch in positiver Richtung. Wer das versteht und es sich bewusst macht, schafft die Voraussetzung, die Dinge zu verbessern. Dann können Konditionierungen erkannt, neu bewertet und daraus resultierende Erwartungen positiv beeinflusst und verändert werden. Vor diesem Hintergrund könnte der innere Dialog in Zukunft wie folgt ablaufen:

„Heute ist es aber windig. Mit einem Reff im Groß lässt sich das super segeln. Und bestimmt auch schnell. So macht das Segeln Spaß, und wir kommen schon am frühen Nachmittag an. Dann bleibt noch Zeit, um den Abend entspannt am Ankerplatz zu genießen."

Die Situation „windig" führt in diesem Dialog nicht mehr über das „Geschaukel" unmittelbar zur Vorstellung, automatisch seekrank zu werden. Stattdessen wird das Positive gesehen und formuliert. Die Aussicht auf sicheres und schnelles Segeln, das Freude bereitet und zudem noch mit gewonnener Zeit am Abend in Verbindung steht, steht im Fokus. Die Erwartung ist also ganz klar eine positive, und das Verhalten an Bord wird unbewusst entsprechend umgesetzt.

Im neuen inneren Dialog fehlen zudem die Adverben der Zeit „immer", „nie" und „jedes Mal", die im ersten Dialog noch vorkamen. Solche absoluten Verallgemeinerungen – ein „immer" kennt keine Ausnahme – sollten stets hinterfragt und vermieden werden. Besser sind stattdessen Begriffe wie „oft", „selten" oder „manchmal". Sie lassen Raum für Positives und ermöglichen eine Neuorientierung.

Ziele positiv formulieren

Ein Ziel zu haben, bedeutet zu wissen, wo man hin möchte. Wenn jemand in ein Taxi steigt und dem Fahrer sagt: „Ich möchte nicht zum Bahnhof", ist das zwar eine Aussage, das Ziel bleibt aber unklar. Es reicht also nicht aus, zu wissen, wo man nicht hin möchte. Stattdessen sollte man wissen, wo man hin möchte. Das liegt auf der Hand. Besser wäre daher die Aussage: „Ich möchte zum Rathaus."

Im Zusammenhang mit der Seekrankheit ist dieses Beispiel von Bedeutung, weil Wassersportler gerne die Aussage „Ich werde nicht seekrank" als Ziel formulieren. Das ist aus den genannten Gründen ungenügend. Außerdem ist im Satz eine Verneinung enthalten, ausgedrückt durch das Wort „nicht". Das führt gedanklich zu einer Wahrnehmung des Gegenteils.

Der Satz „Paul läuft nicht langsam" verdeutlicht dieses Phänomen. Das Adjektiv „langsam" wird vom Gehirn mit der Person „Paul" assoziiert. Zusätzlich werden Adjektive wie „lahm, träge, faul und unmotiviert" unbewusst abgerufen und ebenfalls mit Paul in Verbindung gebracht. „Paul läuft schnell", wäre deshalb eine deutlich bessere Formulierung. Jetzt wird Paul gedanklich mit den positiven Attributen „schnell, sportlich, voller Energie und Elan" in Verbindung gebracht. Der Effekt ist bei diesem Beispiel besonders ausgeprägt, da mit dem Wort „schnell" ein eigenständiges Gegenwort zur Verneinung „langsam" existiert.

Die vorstehenden Punkte verdeutlichen zwei Dinge. Erstens: Sätze mit Annäherungszielen („Ich möchte zum Rathaus") sind für die Beschreibung von Zielen besser geeignet als Sätze mit Vermeidungszielen („Ich möchte nicht zum Bahnhof"). Zweitens: Ein positiv besetzter, eigenständiger Begriff mit gegenteiliger Bedeutung von Seekrankheit wäre hilfreich.

Die Crux ist, dass es kein klar definiertes Gegenteil von „seekrank" gibt. „Landkrank" beschreibt nicht wirklich, was gemeint ist. „Seetüchtig" bezieht sich in der Regel auf das Schiff und nicht auf den Menschen. „Seetauglich" beschreibt eher den allgemeinen Gesundheitszustand einer Person. Und „seegesund" klingt irgendwie sperrig.

Deshalb haben wir den Begriff „seefit"" entwickelt. Seefit ist ein Zustand, in dem es dem Körper gut geht und eine Person sich gesund fühlt. Gleichzeitig kann Fitness trainiert und beeinflusst werden. Der Satz „Ich werde seefit" ist daher hervorragend geeignet, um eine positive Beeinflussung der Muster, Drehbücher und Ziele zu erreichen.

Es wird noch besser! Positive Formulierungen erzeugen positive Erwartungen. Dadurch verändert sich unbewusst das Verhalten an Bord, was zu mehr Wohlbefinden führt. Außerdem wird Zeit an Bord nicht mehr als bedrohlich empfunden, wenn vor dem inneren Auge statt Seekrankheit ein schöner seefitter Segeltag heraufbeschworen wird.

Fehlt die Bedrohung oder ist sie nur schwach, hat dies zur Folge, dass die Stressreaktionen Flucht, Angriff und Starre ausbleiben oder zumindest stark minimiert werden. Die Ausschüttung entsprechender Botenstoffe wird heruntergefahren, was die Symptome der Seekrankheit vermindert. Dies führt zu mehr Wohlbefinden, was wiederum den Stress weiter minimiert. Das Spiel beginnt von vorne, ein positiver Kreislauf kommt in Gang.

Gelingt das wieder und wieder, tritt die Seekrankheit immer seltener und immer abgeschwächter oder gar nicht mehr auf. Das Wiederum reduziert die Angst davor. Kurzum: Der Teufelskreis ist durchbrochen!

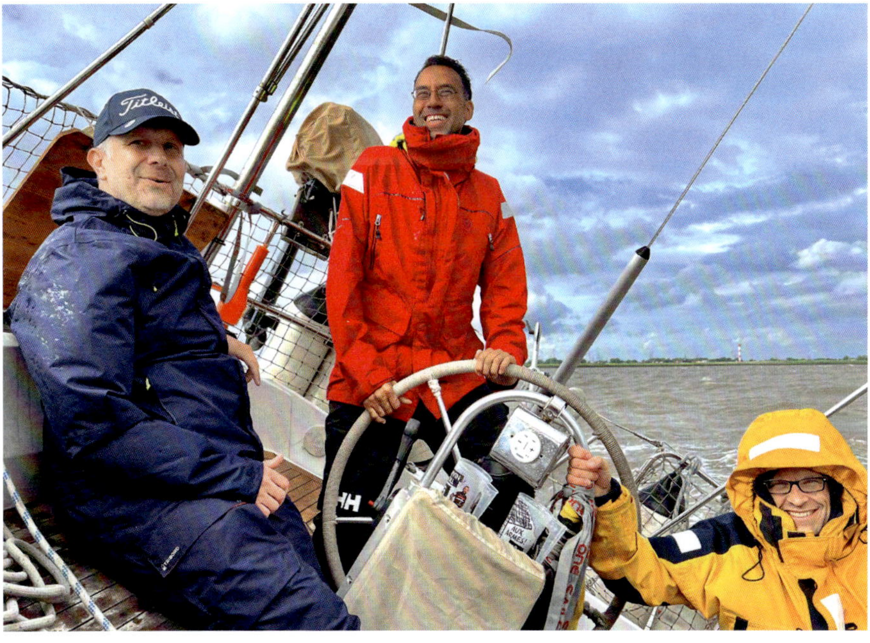

Ohne Stress und Angst macht Segeln auch bei Wind und Schräglage Spaß.

Seefit-Tank auffüllen

Einen großen Einfluss darauf, ob Seekrankheit auftritt oder nicht, hat der persönliche „Seefit-Tank", wie wir ihn nennen, den der Einzelne an Bord eines Schiffes mitbringt. Zum besseren Verständnis ist es hilfreich, sich einen mit Treibstoff gefüllten Tank vorzustellen – vergleichbar mit dem Kraftstofftank eines Autos. Ist der Tank gut gefüllt, sind genug Reserven vorhanden, um Seegang, ungewohnte Bewegungen und Stress an Bord abzufangen. Alles bleibt im grünen Bereich, und Seekrankheit ist kein Thema – man ist seefit. Sinkt der Tankinhalt, steigt das Risiko für Seekrankheit. Denn je weniger Tankfüllung vorhanden ist, desto weniger Reserve ist auch vorhanden. Negative Einflüsse führen dann dazu, dass irgendwann die Tankleuchte angeht und es zu Seekrankheit kommt.

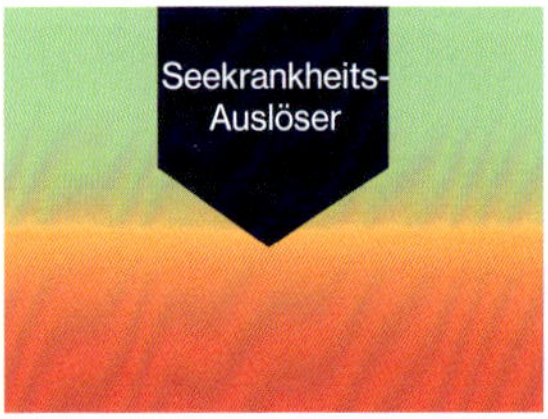

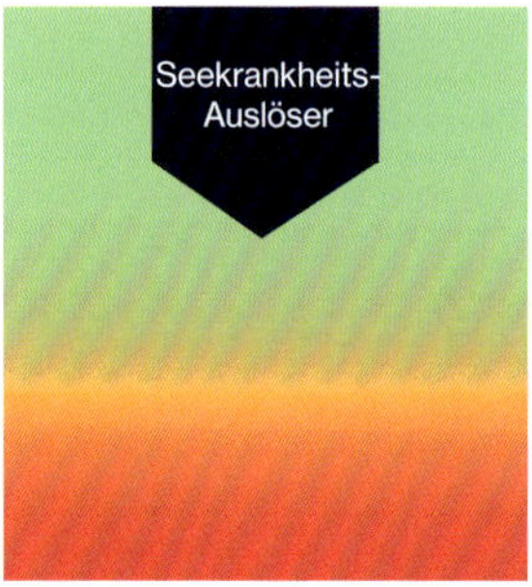

Ein voller Seefit-Tank führt zu mehr Reserve und geringem Risiko für Seekrankheit, weil trotz negativer Einflüsse alles im grünen Bereich bleibt.

Die Menge der Flüssigkeit im Seefit-Tank hängt entscheidend von der eigenen Befindlichkeit ab. Bei Wohlbefinden, Entspannung, positiven Gedanken und stressfreier Situation ist der Tank randvoll gefüllt. Die Flüssigkeitsmenge nimmt jedoch ab, wenn beispielsweise Sorgen und Ängste hinzukommen oder die Anspannung und der Stresslevel hoch sind. Das muss nichts mit dem Segeln, der Seereise oder der Seekrankheit im Speziellen zu tun haben. Die Ursachen sind vielfältig und nicht immer bewusst. Belastende Situationen am Arbeitsplatz oder in der Familie können genauso einen Einfluss haben wie eine anstrengende und kräftezehrende Anreise zum Törn. Außerdem kann die angesprochene bewusste oder unbewusste Angst vor Seekrankheit den Füllstand im Tank verringern. Und nicht zuletzt sind ausschweifende Partys am Vorabend mit viel Alkohol und histaminhaltigem Essen nicht unbedingt förderlich, wenn es um den Füllstand des Seefit-Tanks geht.

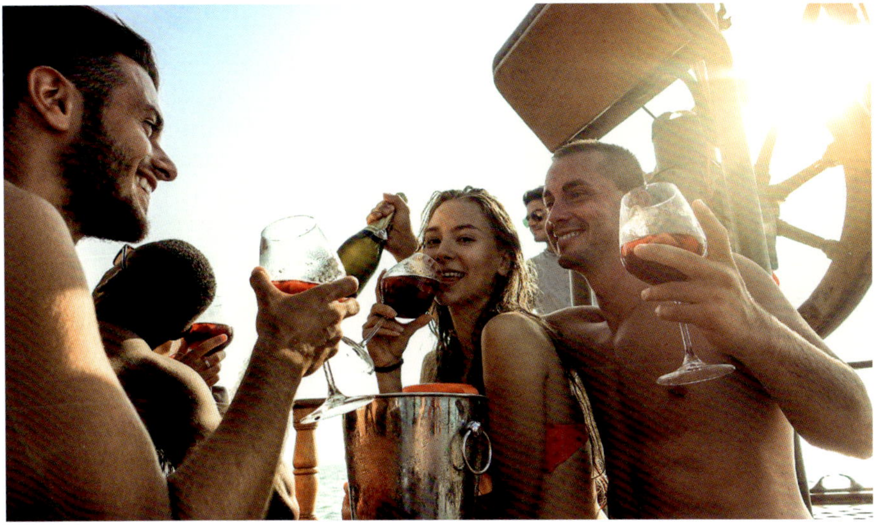

Partys an Bord haben nicht nur gute Seiten

Nicht auf alle Faktoren von außen kann Einfluss genommen werden, aber auch mit kleinen Schritten lässt sich der Seefit-Tank nach und nach auffüllen, sei es durch eine entspannte Reiseplanung, passende Nahrungsmittel, ausreichend Schlaf oder die Anwendung von Entspannungstechniken vor und während des Törns.

Ein voller Seefit-Tank hilft gegen Seekrankheit.

Entspannung aktiv herbeiführen

Trotz positiver Gedanken, Erwartungen und Formulierungen kann es an Bord zu Situationen kommen, die erneuten Stress auslösen. Dass Stress nicht gut ist und den Seefit-Tank leert, haben wir bereits erläutert. Daher soll es nun um Ansätze gehen, die Entspannung herbeiführen.

Wir stellen im Folgenden Entspannungstechniken vor, die leicht erlernbar und in Eigenregie durchführbar sind. Sie richten den Fokus dabei auf das körperliche Erleben und das Erzeugen eines positiven Zustands. Dadurch helfen diese Techniken, sich aus einer negativen Situation zu befreien, den Stresslevel zu senken und den Seefit-Tank zu füllen.

Einige Techniken konzentrieren sich auf die Muskulatur. Sie zu trainieren, unterstützt die Maßnahmen gegen Seekrankheit aus dem Abschnitt Bewegungslehre, der gleich noch folgt.

Atemübungen

Atemübungen sind aus unterschiedlichen Bereichen bekannt, beispielsweise aus der Meditation sowie autogenem Training, Yoga oder Sport. Die Konzentration auf den eigenen Atem blendet störende Reize aus der Umwelt aus und lenkt den Fokus auf einen Prozess, der innerhalb des Körpers abläuft. Dass man atmet und wie man atmet, steht im Vordergrund. Der Gedanke an die Übelkeit rückt im Optimalfall in den Hintergrund.

Wir stellen hier exemplarisch zwei Übungen vor, die für eine maximale Entspannung im Liegen durchgeführt werden sollten. Da das an Bord nicht immer möglich ist, können sie alternativ auch im Sitzen oder Stehen erfolgen. Bei den Übungen wird der eigene Atem bewusst kontrolliert, er wird tiefer und regelmäßiger. Ein tiefes Einatmen in den Bauch führt dazu, dass der Puls langsamer und ruhiger wird. Der Körper entspannt sich, und der Stress nimmt ab. Ein bewusstes, verlängertes Ausatmen unterstützt diesen Prozess.

Verlängertes Ausatmen

Zu Beginn dieser Atemübung wird sich auf die eigene Atmung konzentriert und diese bewusst wahrgenommen. Danach wird die Atmung so verändert, dass die Ausatmung doppelt so lange dauert wie die Einatmung, also drei Sekunden ein- und folglich sechs Sekunden ausatmen. Wer mag, kann zwischen dem Einatmen und dem Ausatmen eine Pause einlegen, bei der drei Sekunden lang die Luft angehalten wird. Dadurch wird die Übung noch effektiver. Das zusätzliche Luftanhalten unterstützt die Fokussierung auf die Atmung und Beruhigung des Körpers. Diese Übung sollte zehnmal wiederholt werden.

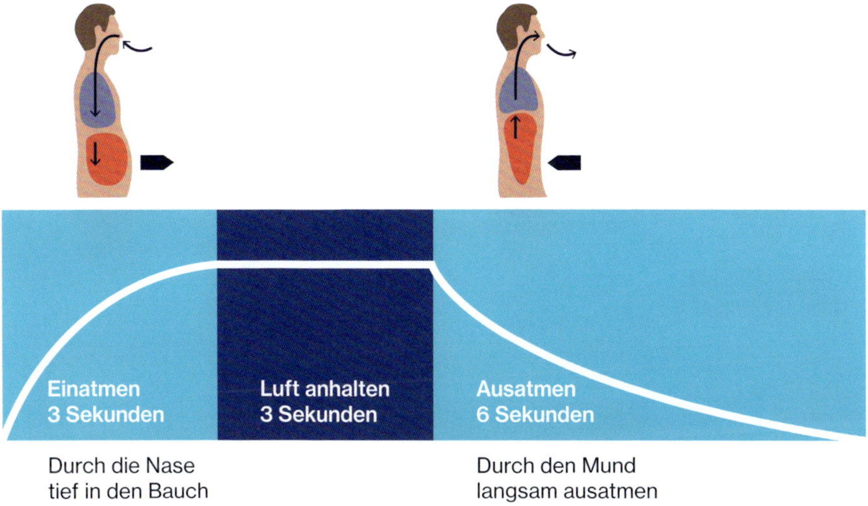

Wechselatmung

Die Wechselatmung ist eine hilfreiche Technik, um die Konzentration vom Stress weg und zur Atmung hin zu lenken. Die Wechselatmung wird häufig beim Yoga eingesetzt und auch zur Verbesserung der Lungenkapazität im Sport genutzt.

Während der Wechselatmung wird beim Einatmen das rechte Nasenloch mit dem Daumen zugehalten und durch das linke Nasenloch eingeatmet. Beim Ausatmen wird das linke Nasenloch mit dem Ringfinger zugehalten und durch das rechte Nasenloch ausgeatmet. Als Rhythmus wird hier üblicherweise 4-4-8 gewählt. Das bedeutet, dass analog zur Technik der verlängerten Ausatmung vier Sekunden lang eingeatmet, vier Sekunden lang die Luft angehalten und acht Sekunden lang ausgeatmet wird.

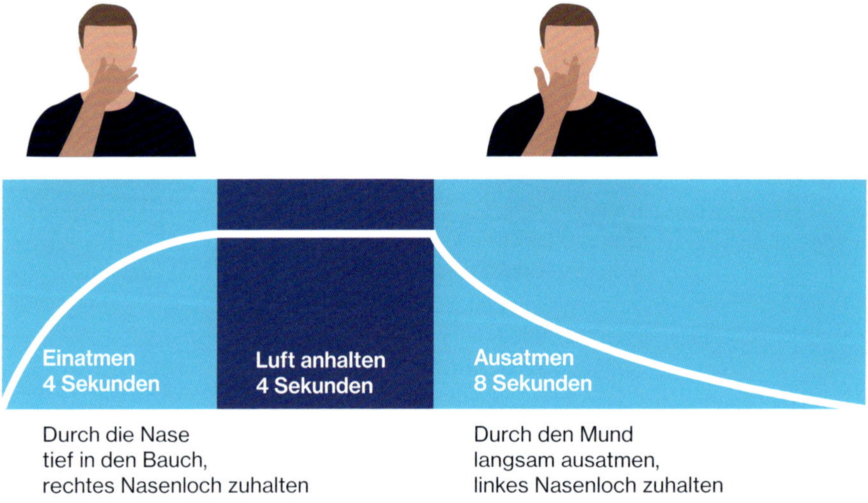

Progressive Muskelentspannung

Die Technik der progressiven Muskelentspannung ist vor allem aus der Medizin bekannt. Dabei liegt die Konzentration gezielt auf einzelnen Muskelgruppen, die zunächst für eine bestimmte Zeit angespannt und dann schnell entspannt werden. Beispielsweise wird die Hand zur Faust geballt und das Handgelenk zum Körper gebeugt. Anschließend wird die Anspannung abrupt losgelassen. Die damit folgende Entspannung der Muskelgruppe wird nach der Anspannung wesentlich deutlicher spürbar, als die reine Entspannung ohne vorherige Anspannung erreichen kann. Mit etwas Übung können immer mehr Muskeln gleichzeitig angespannt und im Anschluss wieder entspannt werden. Je besser das gelingt, desto angenehmer ist das Gefühl der Entspannung, das den Körper beim abrupten Lösen der Spannung durchströmt.

Die progressive Muskelentspannung bietet sich insbesondere dann an, wenn man sich im Vorfeld der Seekrankheit angespannt fühlt oder gar verkrampft. Ähnlich wie bei den Atemübungen kommt es bei der Muskelentspannung zu gesteigertem Wohlbefinden und Stressabbau. Das positive Geschehen im eigenen Körper rückt ins Bewusstsein, während störende Wahrnehmungen in den Hintergrund geschoben werden. Vor allem die Konzentration auf die Entspannung der Muskulatur des Schulter- und Nackenbereichs ist dabei von Vorteil, da sich Anspannung und Stress hier besonders früh auswirken.

Traumreise

Die Technik der Traumreise ist eine Kombination aus Entspannungsübungen und positiven Vorstellungen. Dabei liegt oder sitzt man so bequem und entspannt wie möglich und folgt gedanklich einer Erzählung, die an einen positiv besetzten Ort führt. Es mag je nach Vorliebe angeraten sein, eine Traumreise zu zweit durchzuführen. Eine Person beschreibt die Reise nach individuellen Wünschen und Bedürfnissen, während sich das Gegenüber entspannt der Vorstellung dieser Reise hingeben kann. Alternativ können auch Traumreisegeschichten im Internet heruntergeladen und vorgelesen oder über Streaming-Dienste abgerufen werden.

Wichtig ist, dass die Erzählung einen positiven Weg beschreibt, wie etwa einen Spaziergang an einem warmen Sandstrand oder durch einen grünen Wald. Die Erzählung sollte viele Adjektive enthalten, um die Vorstellung zu erleichtern. So wird beispielsweise beschrieben, wie die Füße den weichen, moosbedeckten Waldboden berühren, wie die Nase den würzigen, frischen Geruch der Bäume wahrnimmt und wie das sanfte Rauschen der Baumwipfel ins Ohr und ins Bewusstsein dringt.

Ziel der Technik ist es, den positiven Zustand und Ort möglichst intensiv in der Vorstellung entstehen zu lassen. Dies wirkt nicht nur für den Moment entspannend, sondern bietet auch die Möglichkeit, sich später gedanklich wieder an diesen Ort zu versetzen und den positiven Zustand erneut hervorzurufen.

Anker setzen

Bei zeitaufwendigen Verfahren wie einer Traumreise stellt sich die Frage, wie diese an Bord bei aufkommender Seekrankheit angewendet werden können. Dafür hilft eine psychologische Technik, die unter dem Begriff „Ankern“ bekannt ist.

Beim psychologischen Ankern wird zunächst ein entspannter, positiver Zustand hergestellt, in dem man sich wohl, zuversichtlich und selbstsicher fühlt. Dieser kann beispielsweise durch eine Traumreise erfolgen, aber es kann auch jede andere Maßnahme herangezogen werden, die der Entspannung dient. Wer sich – egal mit welcher Technik – entspannt hat und wohlfühlt, verankert diese Situation, indem er diesen Zustand mit einem bewusst herbeigeführten Sinneseindruck kombiniert. Der Anker kann ein bestimmter Gegenstand sein, der berührt wird, aber auch eine bestimmte Bewegung, ein akustisches Signal oder ein Druckpunkt am Körper. Wichtig ist, dass ein Sinneseindruck ausgelöst wird.

Durch mehrfache Wiederholung entsteht eine unbewusste Verknüpfung zwischen dem positiven, entspannten Gefühl und dem ausgelösten Sinneseindruck. Es handelt sich also um eine Art positive Selbst-Konditionierung, die dazu führt, dass der ausgelöste Sinneseindruck unmittelbar den positiven Zustand wachruft.

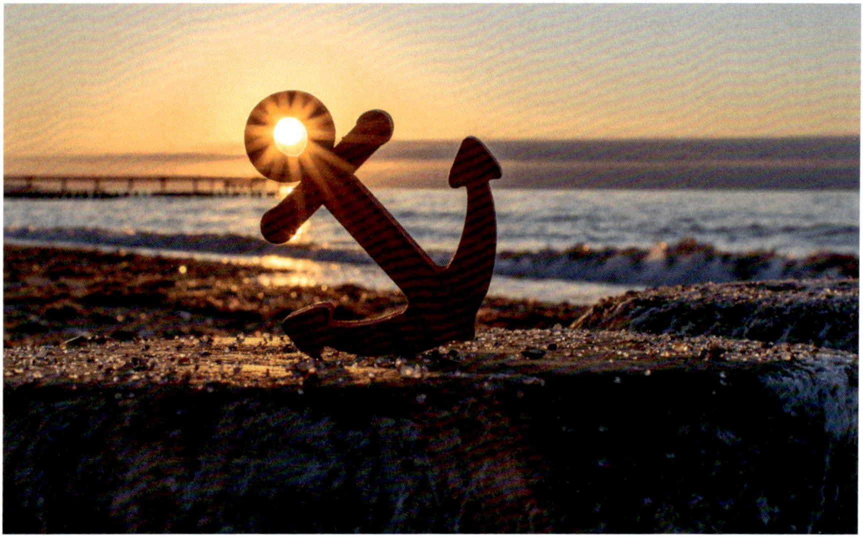

Ein Anker im übertragenen Sinne hilft, gespeicherte Eindrücke wachzurufen.

Das Ankern sollte idealerweise in gewohnter Umgebung praktiziert werden, da dort der Zustand des Wohlbefindens meist einfacher herbeigeführt werden kann. Auch sollte das Ankern im Vorfeld des Törns erfolgen, da dann mehr Zeit dafür zur Verfügung steht.

Der Anker sollte so gewählt werden, dass er nicht versehentlich, sondern ausschließlich bewusst ausgelöst werden kann. Auch sollte der Anker nicht einer anderen Handlung zugeordnet sein, da dies vom Ziel ablenken und die Selbstkonditionierung „verwässern" würde. Er sollte zudem jederzeit anwendbar und reproduzierbar sein. Wem diese Art der Entspannungstechnik in der Gruppe eher unangenehm erscheint, sollte einen nach außen unauffälligen Anker wählen, weil er sich dann auch so anwenden lässt, dass andere Crewmitglieder oder Mitreisende es nicht bemerken.

Als Anker bewährt haben sich daher bestimmte Druckpunkte. Beispielsweise können der Daumen und die Spitze des kleinen Fingers einer Hand fest aufeinandergedrückt werden. Diesen Druck nimmt nur die ausführende Person selbst wahr, während die Geste von anderen Personen wahrscheinlich unbemerkt bleibt. Die Bewegung lässt sich außerdem jederzeit ausführen und gehört zu keiner anderen Handlung, sodass sie nicht „aus Versehen" ausgeführt und zusätzliche Signale senden kann.

Ein besonderer Kniff ist die Anwendung des im medizinischen Abschnitt „Akupunktur und Akupressur" bereits vorgestellten Nei-Kuan-Punktes oberhalb des Handgelenks. Damit wird der Anker als Auslöser mit einem bereits an sich wirksamen Akupressurpunkt verbunden, der eine eventuell vorhandene Übelkeit reduziert. So werden die positiven Effekte des Druckpunktes mit dem Anker kombiniert.

Hypnose

Hypnose ist ein weiterer Behandlungsansatz, um der Seekrankheit vorzubeugen. Das Verfahren beruht auf der Herbeiführung eines veränderten Bewusstseinszustandes, einer Art Trance, in der eine tiefe Entspannung eintritt. Unter der Hypnose sind Menschen sehr empfänglich für Einflüsse von außen (Suggestion). Hypnose macht sich die Tatsache zunutze, dass Seekrankheit auf einer unterbewussten Ebene im Körper entsteht. Dieses Unterbewusstsein kann durch Hypnose positiv beeinflusst werden. Vergangene Stresssituationen, wie beispielsweise bereits aufgetretene schwere Seekrankheiten, angstbesetzte Situationen an Bord oder auch andere stressverstärkende Umstände können so erkannt und durch neue Denkmuster in positive Wahrnehmungen umgewandelt werden.

Aspekte der Bewegungslehre

Viele Segler, die unter Seekrankheit leiden, erfahren eine Besserung ihrer Symptome, wenn sie auf den Horizont schauen oder am Steuer stehen. Anderen hilft es, sich hinzulegen und die Augen zu schließen. Unstrittig ist dabei, dass solche Sofortmaßnahmen in der Regel wirksam sind, auch wenn die wenigsten Segler überhaupt wissen, warum die Maßnahmen greifen. Mehr noch: Diese Maßnahmen sind nur die Spitze des Eisbergs. Es gibt durchaus noch effizientere Wege, die dazu führen, seefit zu sein. Entscheidend ist zu verstehen, welche Mechanismen hier wirken. Nur dann können sie gezielt und zielführend eingesetzt werden, um das Wohlbefinden an Bord deutlich zu verbessern.

Die Faktoren der Bewegung

In diesem Buch war schon mehrfach die Rede davon, dass Seekrankheit unter anderem durch ungewohnte Bewegungen, denen der Körper auf See ausgesetzt ist, ausgelöst werden kann. Dabei spielen drei Faktoren eine Rolle: Erstens die Art des Seegangs, zweitens das Schiff, mit dem man auf dem Seegang unterwegs ist, und drittens, der Ort, an dem man sich auf dem Schiff aufhält.

Seegang

Es macht einen Unterschied, ob die Wellen von vorne kommen und das Schiff über die Wellen stampft oder ob die Wellen von achtern kommen und das Boot ins Rollen bringen. Aber auch die Art des Seegangs ist von Bedeutung. Es gibt Windsee, Dünungssee und Kreuzsee sowie kurze, steile und lange, flache Wellen. Wenn der Wind gegen die Strömung weht, ist der Seegang anders, als wenn beide in die gleiche Richtung wehen beziehungsweise setzen. Zudem spielt die Periode der Welle eine Rolle, also die Zeitspanne zwischen zwei Wellen.

Auf See lässt sich der Seegang kaum beeinflussen, wie auch das Zitat „Die See kennt keine Gnade“ im Vorwort zeigt. Als Freizeit-Kapitän hat man normalerweise die Möglichkeit, im Hafen zu bleiben, wenn die Wetterprognose ungünstig ist. Berufs-Kapitäne haben diese Möglichkeit häufig nicht. Insbesondere Kreuzfahrtschiffe folgen einem strikten Fahrplan und nehmen kaum Rücksicht auf das Wetter und damit auch nicht auf den Seegang.

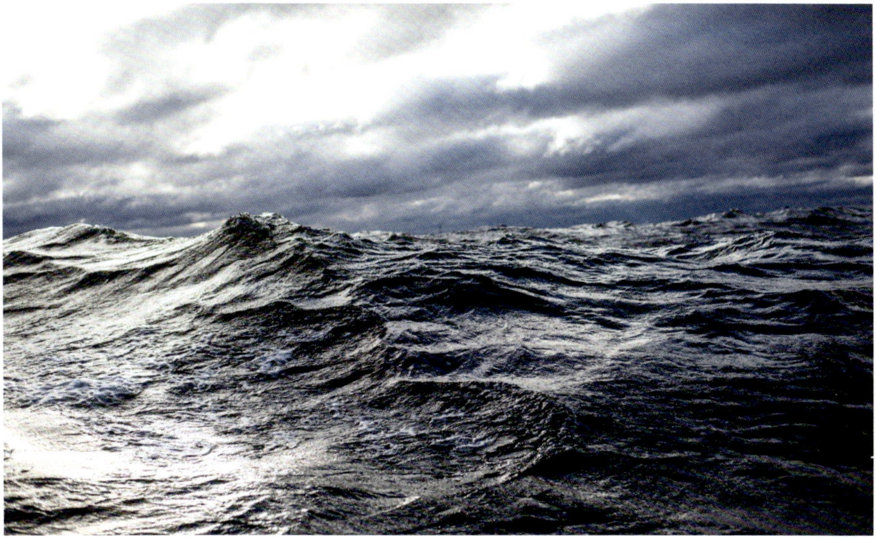

Es gibt unzählige Arten von Seegang.

Sie haben häufig Stabilisatoren, um ruhig im Wasser zu liegen und fahren meistens über Nacht zum nächsten Ziel, während die Passagiere üblicherweise schlafen und vom Seegang wenig bis gar nichts mitbekommen.

Skipper auf Segelyachten haben noch eine andere Möglichkeit. Sie können den Kurs anpassen, insbesondere dann, wenn der Seeraum frei ist. Mitunter liegt die Yacht deutlich ruhiger auf dem Wasser, wenn bei Wind von vorne ein paar Grad abgefallen oder bei Wind von achtern ein paar Grad höher an den Wind gegangen wird.

Schiff

Schiffe reagieren sehr unterschiedlich auf Seegang. Während Passagiere auf Kreuzfahrtschiffen bei viel Seegang bedingt durch die Größe des Schiffes eher gedämpfte Bewegungen wahrnehmen, spürt die Crew auf einer Segelyacht jede Welle. Außerdem hat die Anzahl der Rümpfe einen Einfluss, so reagieren Mehrrumpfboote weniger auf den Seegang als Einrumpfboote. Und selbst innerhalb eines Bootstyps gibt es Unterschiede: bei den Einrumpfyachten segeln Langkieler oft ruhiger bei Seegang als Kurzkieler, weil sie nicht so wendig sind.

Man könnte also auf die Idee kommen, sich näher mit diesen Dingen zu beschäftigen, um das perfekte Boot zu finden. Die Frage ist allerdings, ob das sinnvoll wäre? Wir gehen in diesem Buch aus zwei Gründen nicht weiter darauf ein. Einerseits stehen bei der Wahl der Yacht üblicherweise andere Dinge wie die Performance, die Größe, das Rumpfmaterial oder die Raumaufteilung im Vordergrund. Andererseits ist die Wahl der Yacht in Abhängigkeit vom Seeverhalten nicht zielführend im Sinne dieses Buches. Sich einen Katamaran zuzulegen oder zu chartern, weil er ruhiger als ein Einrumpfboot auf der See liegt und sich die Crew davon verspricht, nicht seekrank zu werden, ist für uns eine unzureichende Herangehensweise. Das Ziel muss es sein, der Seekrankheit nicht in Teilbereichen Herr zu werden, sondern in Gänze. Genau darauf ist das Seefit-Konzept ausgelegt.

Aufenthaltsort

Je nachdem, wo sich an Bord eines Schiffes aufgehalten wird, wirken die vom Seegang ausgelösten Bewegungen stärker oder schwächer auf den menschlichen Körper ein. Wenn ein Boot von den Wellen angehoben oder gesenkt wird, sind sowohl am Bug als auch am Heck sehr starke Ausschläge zu spüren. In der Schiffsmitte hingegen ist es vergleichsweise ruhig, weil sich in der Schiffsmitte, wie bei einer Spielplatzwippe, der Drehpunkt befindet.

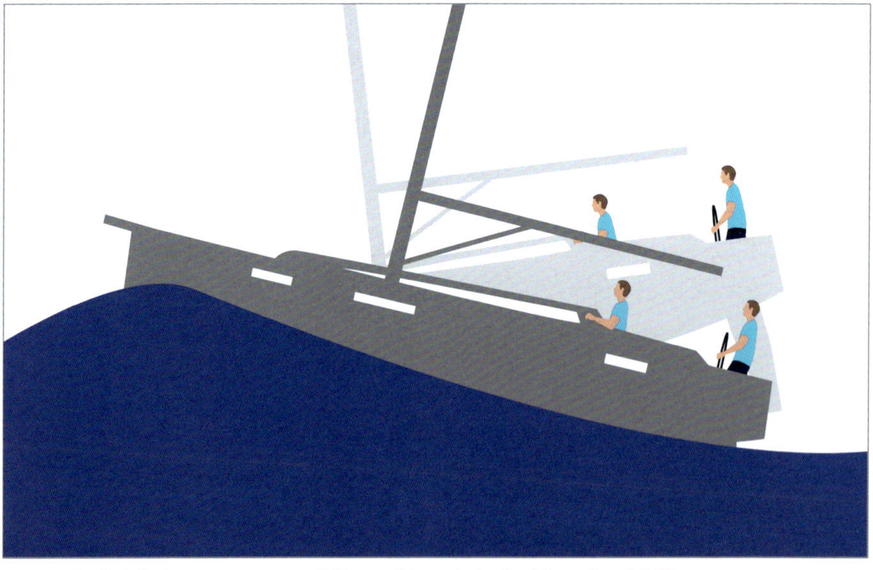

Am Heck sind die Bewegungsausschläge stärker als in der Mitte des Schiffes.

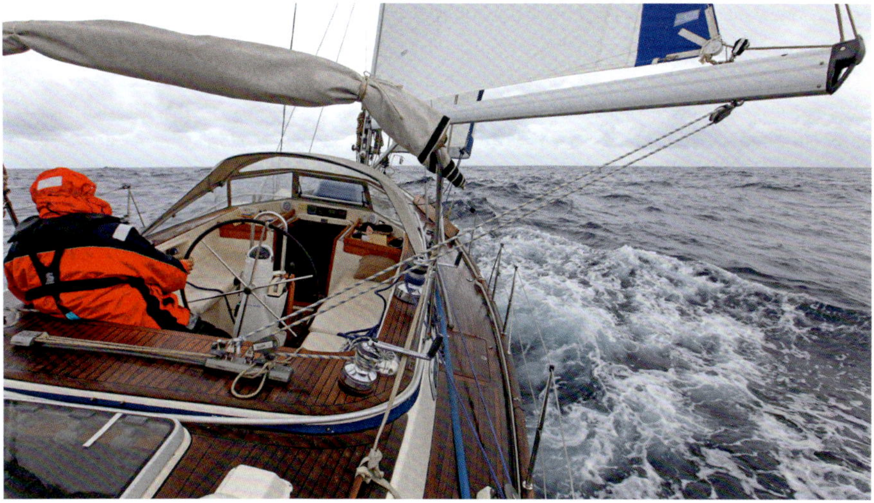

Diese Yacht hat ein Mittelcockpit nahe dem Drehpunkt der Yacht. Dort wirken die vom Seegang ausgelösten Bewegungen vergleichsweise schwach auf den menschlichen Körper ein.

An den Bootsflanken und weiter oben ist der Seegang hingegen stärker zu spüren. Wer beispielsweise als Segler bei Seegang mal für eine Notreparatur den Mast entern musste, weiß ganz genau, wie stark die Mastspitze hin- und herschwankt, wenn das Boot Wellen ausgesetzt ist. Nach unten hin können die Ausschläge meistens vernachlässigt werden, da der Drehpunkt auf Schiffen aufgrund der Bauform üblicherweise sehr nahe der Wasseroberfläche liegt.

Auch wenn wir gesagt haben, dass man die Seekrankheit in Gänze beherrschen sollte, kann es auf dem Weg zu diesem Ziel durchaus sinnvoll sein, das Wissen um die Aufenthaltsorte zu nutzen. Beispielsweise buchen manche Passagiere auf Kreuzfahrtschiffen Kabinen in der Schiffsmitte, die sich zudem auf einem der unteren Decks befinden – hier ist der Seegang am wenigsten spürbar. Besonders zum Tragen kommt die Wahl des Aufenthaltsortes auf Segelyachten. Bei den Vorboten der Seekrankheit (Sopite-Syndrom) sollte man sich gleich an einen ruhigen Ort nahe der Schiffsmitte zurückziehen. Dort sind auch seekranke Personen gut aufgehoben – zum Beispiel auf einer Salonkoje in der Mitte der Yacht, wo es vergleichsweise ruhig ist. Der Sitzplatz auf dem Heckkorb ist dann eher kontraproduktiv. Ebenso verhält es sich mit Querkojen in Achterkabinen. Wer sich bei Seegang dort hinlegt, erlebt bei ungünstigen Bedingungen ein ständiges Auf- und Ab in vier Richtungen: Koje hoch, Koje runter, Kippen nach Backbord, Kippen nach Steuerbord.

Das Zusammenspiel der Faktoren

Zusammengefasst lässt sich sagen: Die drei externen Faktoren Seegang, Bootstyp und Aufenthaltsort ergeben ein Zusammenspiel aus unzähligen Bewegungen, denen der Körper ausgesetzt wird. Deshalb können pauschale Aussagen wie „mir wird immer schlecht“ nicht stimmen. Um zu wissen, dass einem „immer“ schlecht wird, müsste man auf allen Booten sämtliche Aufenthaltsorte bei allen Seegangsvarianten erlebt haben, was nur theoretisch möglich wäre.

Es wird aber auch deutlich, dass die Anzahl der möglichen Bewegungen, die auf den Körper wirken können, unendlich groß ist. Daher muss das Ziel lauten, auf See grundsätzlich seefit zu sein, unabhängig von Seegang, Bootstyp und Aufenthaltsort. Deshalb richten wir den Fokus jetzt darauf, wie das funktionieren kann.

Der Gewöhnungseffekt

Der folgende Tagebucheintrag einer Seglerin entstand auf einem Überführungstörn von La Palma auf den Kanarischen Inseln nach Lagos an die Algarve:

Die ersten Tage auf See waren nicht schön. Segeln auf Backbordbug am Wind. Ruppig. Wellen. Man muss sich immerzu festhalten. Ich liege und schlafe viel. Lethargie an Bord. Die vierte Nacht versöhnt. Ich bin wach und sehe Sterne, soweit das Auge reicht. Der Skipper hat zum ersten Mal richtig lange geschlafen, und auch mir geht es gut. Der nächste Tag ist toll. Die Sonne scheint, es ist warm, der Parasailor ist oben. Wir starten sogar die Drohne und bekommen sie mit viel Nervenkitzel wieder an Bord gelandet. Abends sitze ich auf dem Vorschiff mit Blick auf die weite Blauwassersee. Dazu Besuch von Delfinen. Ein schöner Tag.

Der Auszug aus dem Tagebuch der Seglerin zeigt einen wichtigen und positiven Effekt im Zusammenhang mit der Seekrankheit: den Gewöhnungseffekt. Die Zeit spielt einem in die Karten. Mag der Anfang auf See noch so unangenehm sein, mit der Zeit wird das Seeleben immer angenehmer – auch wenn man nichts aktiv unternimmt. Das passiert automatisch.

Die Symptome der Seekrankheit treten häufig zu Beginn des Törns auf und verschwinden dann bei nahezu allen Wassersportlern mit zunehmender Törndauer wieder von selbst, weil der Körper sich an die Schiffsbewegungen gewöhnt und die Sinneskonflikte überwindet. Es wachsen, wie es umgangssprachlich gerne genannt wird, die „Seebeine“. Mit

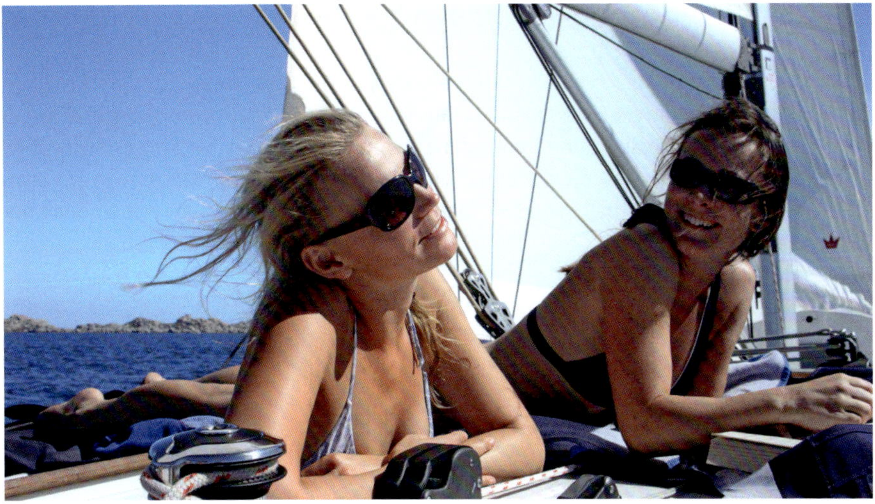

Nach der Eingewöhnung wird Segeln zum Hochgenuss.

der Zeit wird die Seereise für den Körper selbstverständlich. Dabei gilt: Je länger man am Stück auf dem Wasser ist, desto schneller geht es mit dem Eingewöhnen. Wer eine Ozeanfahrt oder einen Segeltörn mit Nachtfahrt unternimmt, ist schneller eingeschaukelt als eine Person auf einer Reise mit Hafenhopping und Landgängen.

Das Konzert der Sinne

Der Gewöhnungseffekt ist ein großartiger Mechanismus, weil er die Seekrankheit mit der Zeit verschwinden lässt. Schade ist nur, dass er Zeit braucht, Zeit, in der man sich nicht gut fühlt, wenn man von der Seekrankheit betroffen ist. Glücklicherweise muss das aber nicht so sein, und genau da kommen die Methoden und Techniken der Bewegungslehre ins Spiel.

Bisher haben wir uns eher mit der Linderung oder der Beseitigung der Symptome der Seekrankheit beschäftigt. Jetzt geht es darum, die Ursachen der Seekrankheit anzugehen. Mit den an der Bewegungslehre orientierten Maßnahmen kann der Gewöhnungseffekt beschleunigt werden, und zwar dergestalt, dass die Seekrankheit gar nicht erst auftritt (idealerweise in Kombination mit den psychologischen Ansätzen). Darüber hinaus kann mit den in diesem Kapitel vorgestellten Techniken bei akuten Problemen auf See schnell Abhilfe geschaffen werden.

Beim sensorischen Konfliktmodell haben wir das Bild einer Musikanlage vorgestellt. Die Anlage hat drei Lautsprecher, und an Land kommt aus allen drei Lautsprechern die gleiche Melodie. Das Gehirn als Zuhörer kann die Musik genießen. Wir haben zudem erklärt, dass es auf See zu Konflikten zwischen den Sinnen kommen kann und insbesondere der Sehsinn und der Gleichgewichtssinn dann dazu neigen, unterschiedliche Melodien abzuspielen. Das Gehirn nimmt ein musikalisches Durcheinander wahr und kann die Musik nicht mehr genießen, sodass es zum Sinneskonflikt kommt.

Die Methoden der Bewegungslehre setzen genau da an. Sie sind wie drei Lautstärkeregler. So kann zum einen entschieden werden, aus welchem Lautsprecher überhaupt Musik ertönt, und zum anderen, wie laut die Musik dann sein soll.

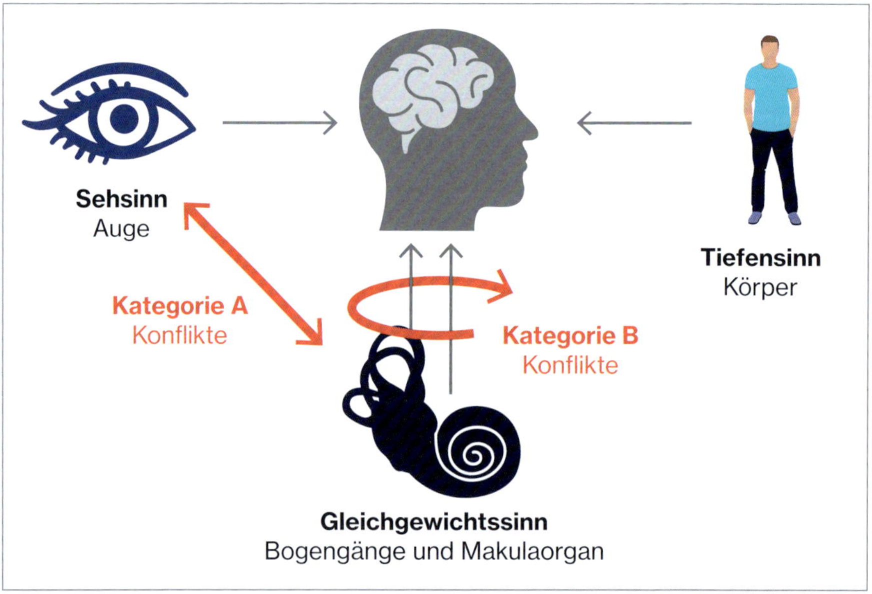

Sinneskonflikte entstehen in erster Linie durch widersprüchliche Signale des Sehsinns und des Gleichgewichtssinns.

Der Gleichgewichtssinn und der Tiefensinn spielen üblicherweise immer die gleiche Melodie ab, sodass hier keine Konflikte zu erwarten sind. Während die Lautstärke der Melodie, die der Gleichgewichtssinn wiedergibt, nur schwer angepasst werden kann, kann die Lautstärke des Tiefensinns mit etwas Übung stufenlos geregelt werden, und genau dabei hilft die Bewegungslehre.

Leider ist der Sehsinn auf See im übertragenen Sinne ein unangenehmer Störenfried. Er fokussiert mitunter den falschen Horizont, sodass hier eine Melodie ertönt, die nicht zur übrigen Musik passt. Außerdem ist diese Melodie sehr laut eingestellt, weil an Land der Sehsinn primär zur Orientierung benutzt und seinen Signalen deshalb viel Bedeutung beigemessen wird.

Augen schließen

Glücklicherweise gibt es beim Sehsinn einen Schalter, mit dem die Melodie einfach ausgeschaltet werden kann. Der Schalter sind die Augen. Werden sie geschlossen, ist die

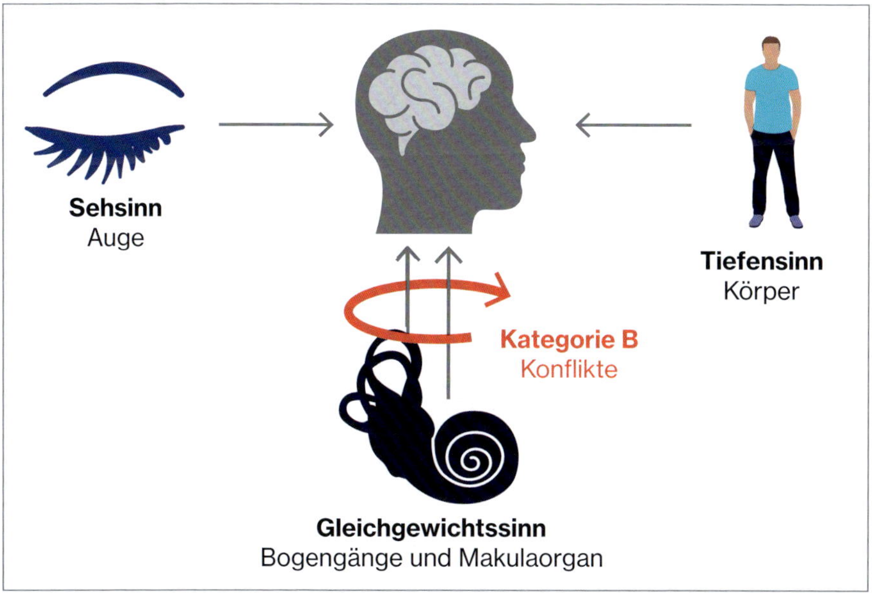

Beim Schließen der Augen wird der Konflikt zwischen Sehsinn und Gleichgewichtssinn abgeschaltet (Konflikte A1 und A3).

Melodie einfach aus. Dann nimmt der Sehsinn nichts mehr wahr und sendet auch keine Signale mehr, der Körper erhält daher nur noch Signale vom Tiefen- und vom Gleichgewichtssinn. Der Konflikt zwischen dem Seh- und dem Gleichgewichtssinn ist behoben. Die beiden seekrankheitsauslösenden Konflikttypen A1 und A3 aus dem sensorischen Konfliktmodell werden entschärft beziehungsweise abgeschaltet.

Hinweis: Bei starker Helligkeit oder Sonneneinstrahlung mit Reflexionen kann es trotz geschlossener Augen zu einer visuellen Sinneswahrnehmung kommen. Dann kann der Konflikt nicht vollständig vermieden werden. Ist das Auge vollständig von Dunkelheit umgeben, ist die Konfliktvermeidung aber deutlich spürbar.

Hinlegen

Beim Hinlegen wird der Körper in der waagerechten Ebene fixiert. Außerdem wird die Bewegung des Kopfes gegenüber dem Körper reduziert. Dadurch vermindern sich ins-

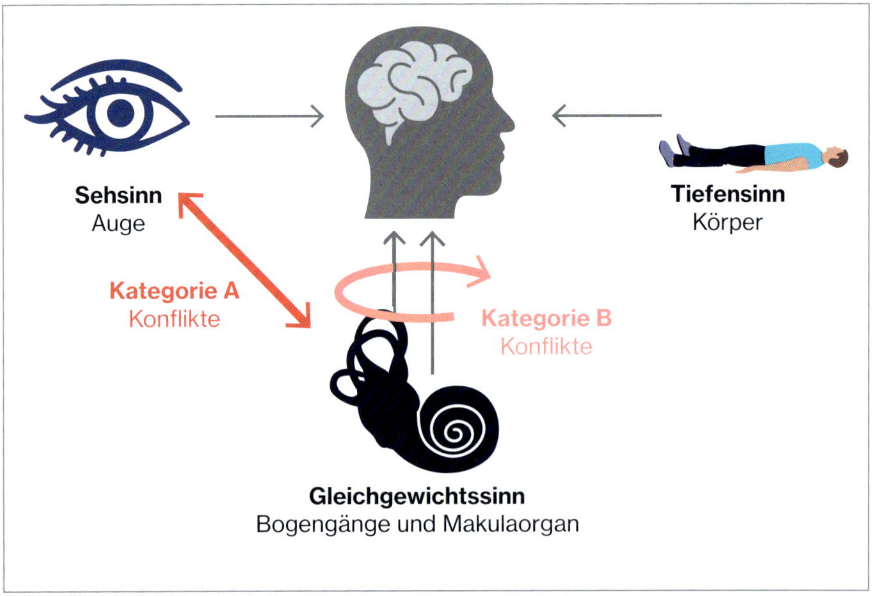

Beim Hinlegen wird der Konflikt innerhalb des Gleichgewichtsorgans reduziert (Konflikt B1).

besondere die auf das Gleichgewichtsorgan einwirkenden Drehbeschleunigungen, die in den Bogengängen wahrgenommen werden. Im Ergebnis sendet das Gleichgewichtsorgan weniger Signale, es kommt zu einer Abschwächung des Konflikttyps B1 des sensorischen Konfliktmodells.

Schlafen

Schlafen an Bord hilft, denn wer schläft, dem ist nicht schlecht. Die meisten Menschen mit Seekrankheit fühlen sich zudem nach dem Schlafen wesentlich besser als vorher. Das hat mehrere Gründe. Wer schläft, schließt die Augen und legt sich hin, setzt also die beiden gerade genannten, sehr hilfreichen Bausteine zusammen ein. Das trägt zu einer deutlichen Besserung der Situation bei. Zusätzlich wird im Schlaf die Wahrnehmung durch die Sinne insgesamt heruntergefahren und damit auch das Potenzial für Sinneskonflikte ausgeschaltet. Wo es keine Sinneskonflikte gibt, gibt es auch keine Seekrankheit.

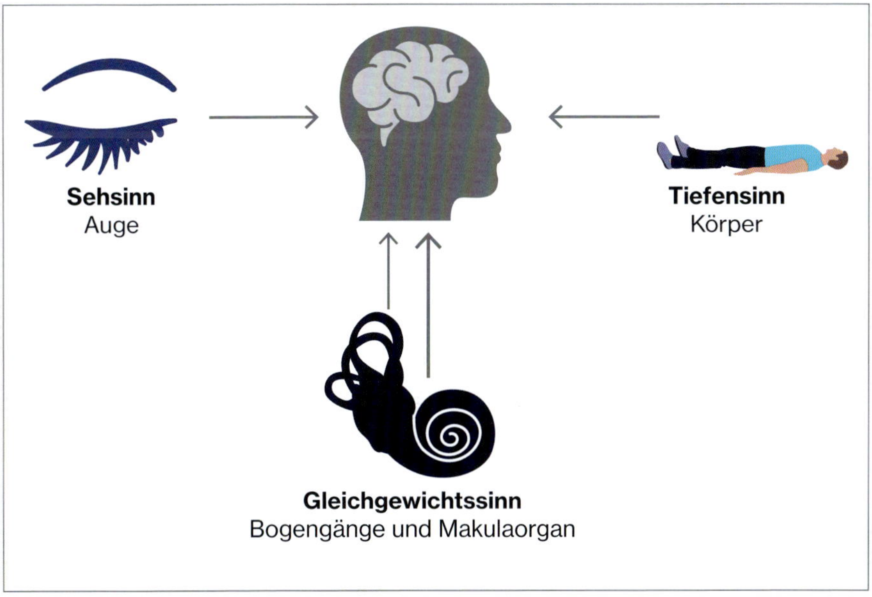

Beim Schlafen werden die Sinneskonflikte des sensorischen Konfliktmodells ausgeschaltet.

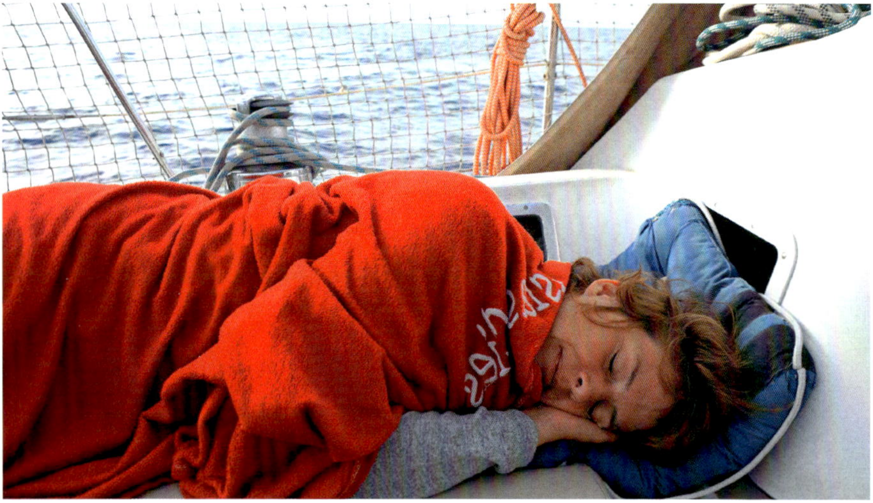

Schlafen hilft gegen Seekrankheit.

Beim Schlafen werden außerdem Stressfaktoren von außen ausgeblendet und körpereigene Stressreaktionen heruntergefahren. Die Histaminproduktion im Gehirn wird deutlich reduziert. Wenn es die Situation also zulässt, ist es hilfreich, sich bei den ersten Symptomen hinzulegen und zu schlafen.

Hinweis: Da bei ausgeprägter Seekrankheit der Histaminspiegel erhöht ist und Histamin an der Regulation des Schlaf-Wach-Rhythmus maßgeblich beteiligt ist, kann es in dieser Phase zu Ein- und Durchschlafstörungen kommen. Hier helfen Entspannungstechniken oder auch die Einnahme eines Antihistaminikums, das nicht nur die Wirkung des körpereigenen Histamins abschwächt, sondern als Nebenwirkung auch müde macht und das Einschlafen erleichtert.

Das Ruder in die Hand nehmen

Als es zu Beginn des Buches um die Entstehung der Seekrankheit ging, haben wir erläutert, dass das Risiko höher ist, wenn passive Bewegungen auf den Körper einwirken. Im Auto wird nicht dem Fahrer schlecht, sondern den Beifahrern. An Bord ist das nicht anders. Wer am Ruder steht, ist nicht passiver Mitsegler, sondern zumindest für einen Teil der

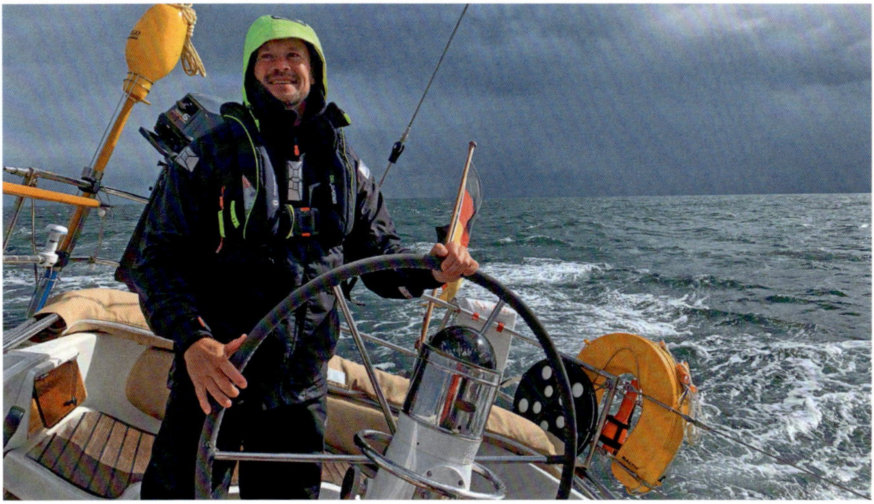

Rudergehen hilft gegen Seekrankheit.

Bewegungen verantwortlich, die das Schiff macht. Zusätzlich kann der Rudergänger durch entsprechende Bewegungen des Steuerrads oder der Pinne auf die Bewegungen des Schiffs reagieren. Damit wird er vom Mitsegler, auf den die Bewegungen rein passiv einwirken, zum aktiven Teilnehmer, der die Bewegung zumindest teilweise unter Kontrolle hat.

Aber nicht nur aus diesem Grund entwickeln Menschen am Steuer eines Segelbootes seltener Symptome von Seekrankheit als passive Mitsegler. Zur Erinnerung: Bei den psychologischen Faktoren, die die Seekrankheit entstehen lassen, haben wir erläutert, dass es gelernte Muster gibt. Dazu gehört, dass Menschen im Verhältnis zu ihrer Umwelt das Große, das sie umgibt, als das Feste wahrnehmen und das Kleine als das Bewegliche. Auf Booten kann dieses gelernte Muster zu Sinneskonflikten führen.

Beispielsweise ist es von Nachteil, als Rudergänger dauerhaft auf die schwankende Kompassscheibe zu schauen, um den Kurs zu halten. Denn dabei ist die Wahrnehmung, dass sich die Kompassscheibe mit ihren Grad-Markierungen hin- und herdreht, sodass sie zum „Kleinen, Beweglichen" mutiert und damit das Boot zum „Großen, Festen" macht. Dadurch werden die bekannten Sinneskonflikte der Kategorie A ausgelöst. Befindet sich der Kompass zudem noch an einem deutlich tieferen Ort, kommt es bei jedem Blick auf den Kompass zu einer zusätzlichen Nickbewegung, die die bekannten Sinneskonflikte der Kategorie B begünstigt. Viel besser ist es, nur ab und zu einen sehr kurzen Blick auf den Kompass zu werfen und stattdessen zur Orientierung Landmarken, Wolkenränder oder Sterne heranzuziehen. Also Dinge, die weit entfernt irgendwo am Horizont liegen.

Glücklicherweise ist das dauerhafte Fixieren des Kompasses eher die Ausnahme, und die meisten Rudergänger schauen nach vorne. Dort haben sie den Horizont, die sie umgebende Wasserfläche oder das Land in der Ferne als das „Große, Feste" im Blick, wodurch das Boot als das „Kleine, Bewegliche" wahrgenommen wird. Der Streich, den der Sehsinn mitunter spielt, wird dadurch ausgehebelt. Dieser Effekt tritt auch ein, wenn man im Cockpit sitzt und auf den Horizont schaut. Er ist dann aber in der Regel nicht so ausgeprägt wie beim Rudergehen.

Am richtigen Horizont ausrichten

Das Ziel muss es also sein, dem Gehirn ständig klarzumachen, dass das Boot das „Kleine, Bewegliche" ist und die See drumherum das „Große, Feste". So weit, so gut, aber nun gehen wir in diesem Zusammenhang noch einen Schritt weiter, weil es bei der Entstehung der Seekrankheit noch zwei weitere Effekte gibt, die ausgehebelt werden können, um seefit zu sein. Sie wurden bereits im Kapitel über die Entstehung der Seekrankheit im Abschnitt Bewegungslehre vorgestellt:

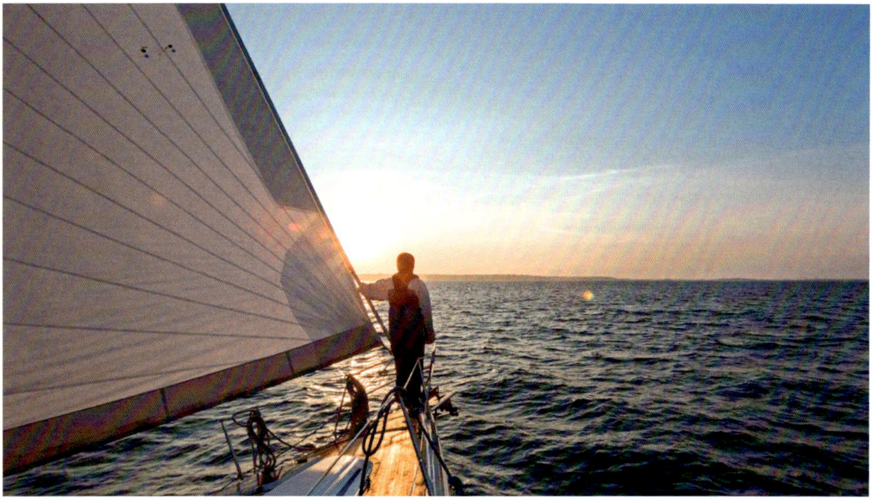

Der Horizont ist eine wichtige Referenz.

Effekt 1: Ungeübte Seereisende neigen dazu, sich – auf Basis der gelernten Muster – am Boot auszurichten, und versuchen entsprechend zu stehen und zu laufen. Also wie an Land: senkrecht zum Boden! Der wackelt an Bord jedoch.

Effekt 2: Wenn die Umgebung wackelt oder schief ist, halten Menschen sich fest. Das ist ein Sicherheitsreflex, der an Land bestens funktioniert. Auf einem Schiff funktioniert das auch, nur mit dem Unterschied, dass „der rettende Anker", an dem man sich festhält, ebenfalls wackelt. Auf so eine Idee würde an Land niemand kommen.

Beide Effekte führen dazu, dass der Körper bei Seegang so bewegt wird wie das Schiff: ungewohnt, unkoordiniert und passiv, begleitet von Heben, Senken, Rollen und Stampfen. Deshalb ist es wichtig, sich als Person vom Schiff zu entkoppeln. Der Körper soll nicht ein Teil des „Kleinen, Beweglichen", sondern ein Teil des „Großen, Festen" sein.

Wer sich einen Vogel anschaut, der eine steile Kurve fliegt, wird feststellen, dass dieser seinen Kopf senkrecht zum Horizont ausrichtet, obwohl sein Körper stark geneigt ist. Das ist immer so, bei allen Manövern. Dadurch behalten Vögel beim Fliegen die Orientierung bei.

Menschen, die seekrank werden, erleben in der Regel, bedingt durch die Tücken der beiden beschriebenen Effekte, an Bord leider genau das Gegenteil: Kopf und Körper wackeln wie eine Einheit im Takt des Schiffes.

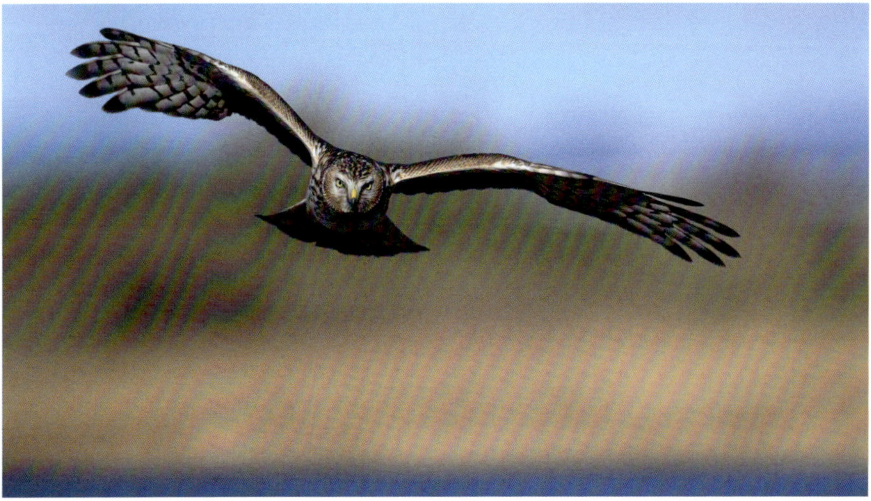

Vögel richten beim Fliegen ihren Kopf immer senkrecht zum Horizont aus; sie würden sonst die Orientierung verlieren.

Zur Verdeutlichung lässt sich dieser Unterschied zwischen Vogel und Mensch gut beim Filmen nachvollziehen. Wer ein Segelvideo dreht, hat bei Seegang zwei Optionen: Erstens kann man die Kamera an Deck auf ein Stativ stellen. Dann ist im Video später eindrucksvoll zu sehen, wie sich der Horizont hinter der geraden Yacht abwechselnd nach links und rechts neigt. Das ist die Mensch-Sicht. Oder in unserem Fall: die Seekrank-Sichtweise.

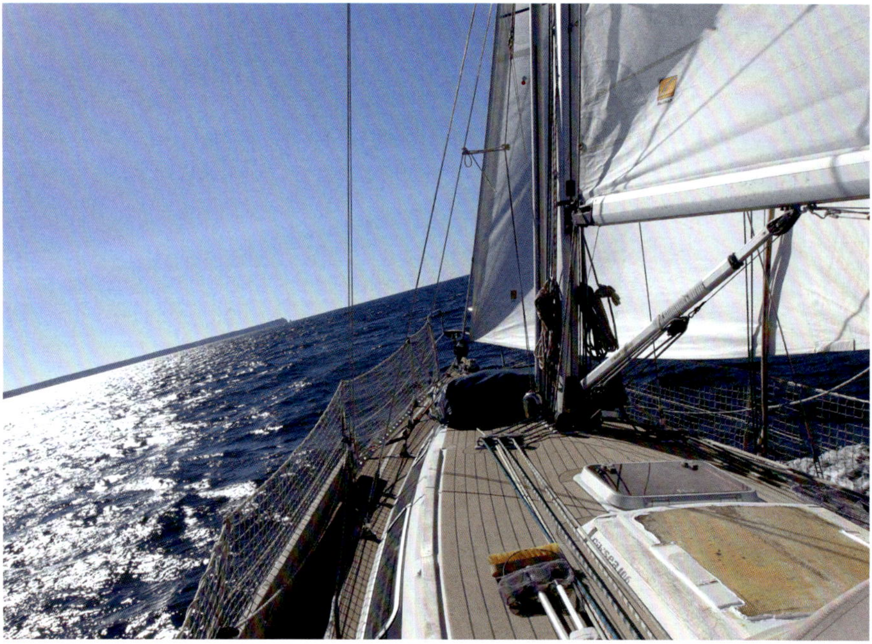

Das ist die Seekrank-Sichtweise.

Zweitens: Freihändig filmen und den Horizont im Bild immer gerade halten. Dann ist im Video später eindrucksvoll zu sehen, wie sich die Yacht vor dem geraden Horizont abwechselnd nach links und rechts neigt. Das ist die Vogel-Sicht. Oder besser: die Seefit-Sichtweise. Wer der Seefit-Sichtweise folgt, Körper und Kopf vom Schiff entkoppelt und sich senkrecht zum Horizont ausrichtet, beseitigt nahezu alle Sinneskonflikte.

Glücklicherweise ist es kein Hexenwerk, diese Technik zu erlernen. Vielmehr ist es so, dass die meisten Segler beim Steuern mit Blick zum Horizont bereits automatisch und unbewusst Kopf und Körper im rechten Winkel zum Horizont ausrichten. Würden sie versuchen, sich im rechten Winkel zum Boot auszurichten, dann sähe das bei Schräglage nicht nur eigenartig aus, es wäre auf Dauer auch körperlich sehr anstrengend. Die Schwerkraft lässt sich nun mal nicht so einfach aushebeln – und das ist auch gut so.

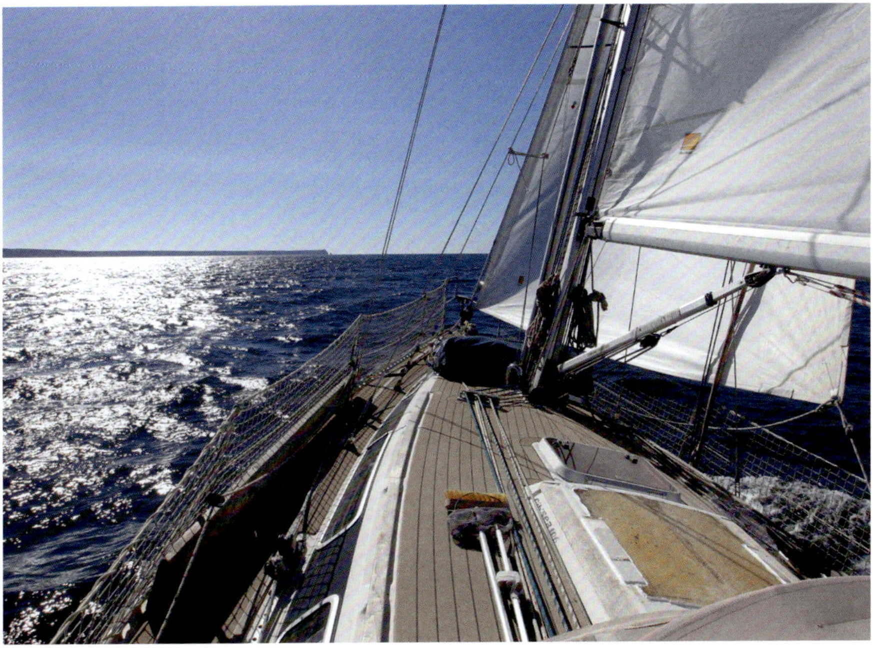

Das ist die Seefit-Sichtweise.

Der Rudergänger nimmt die Seefit-Sichtweise ein, weil er durch den Blick nach vorne auf den Horizont das Boot als das „Kleine, Bewegliche" und die umliegende Wasserfläche als das „Große, Feste" wahrnimmt. Es wird also nicht die falsche Referenz „Boot", sondern die richtige Referenz „Horizont" wahrgenommen. Dementsprechend richtet der Rudergänger seinen Körper aus: nach dem Horizont, nicht nach dem Boot. Übertragen auf das Bild mit der Musik bedeutet das, dass der Sehsinn die gleiche Melodie wie der Gleichgewichts- und der Tiefensinn spielt und es keinen Grund mehr gibt, seinen Lautstärkeregler herunterzudrehen, sodass die Konflikte der Kategorie A behoben sind.

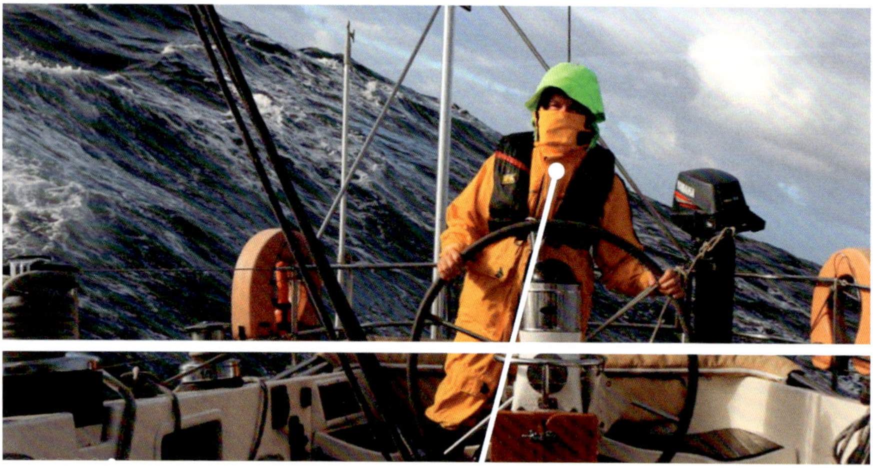

Durch die automatische Ausrichtung am Horizont steht der Rudergänger im Verhältnis zum Boot schief, …

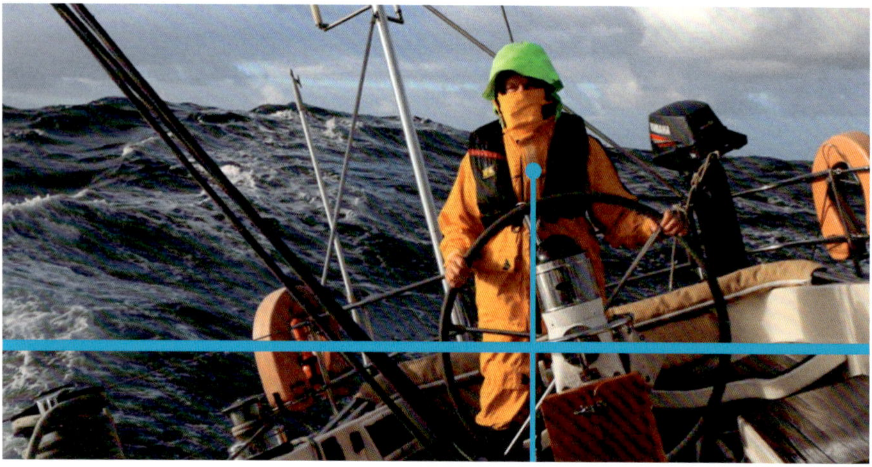

… aber im rechten Winkel zum Horizont.

Dadurch, dass der Körper sich am Horizont und nicht am wackelnden Boot ausrichtet, reduzieren sich auch die Körperbewegungen. Der Körper wackelt schließlich nicht mehr mit dem Boot mit, sondern steht in Wahrheit still, während das Boot unter ihm wackelt. Dadurch wird auch der Kopf still gehalten, so wie beim Vogel, der um die Kurve fliegt. Diese Maßnahme führt dazu, dass das Gleichgewichtsorgan weniger Beschleunigungsimpulse erfährt. In der Folge werden Konflikte der Kategorie B, die im Gleichgewichtsorgan selbst entstehen, verringert.

Die Bewegungsabläufe und die Koordination des Körpers werden beim Steuern mit Blick zum Horizont also automatisch und unbewusst an die ungewohnten Bewegungen des Bootes angepasst. Das Ergebnis ist ein Bewegungsmuster des Körpers, bei dem sich der Rudergänger nicht gleichförmig mit dem Schiff bewegt, sondern das Schiff um ihn herum schwankt, während er seinen Körper konsequent senkrecht zum Horizont ausrichtet. Dadurch gleicht das Am-Steuer-Stehen oftmals einer Gymnastikübung. Es werden seitliche Ausfallschritte mit an die Wellenbewegungen angepassten einseitigen Kniebeugen durchgeführt, und die Arme beim Festhalten am Steuerrad beim scheinbaren nach vorne und hinten Bewegen im Wechsel gebeugt und gestreckt.

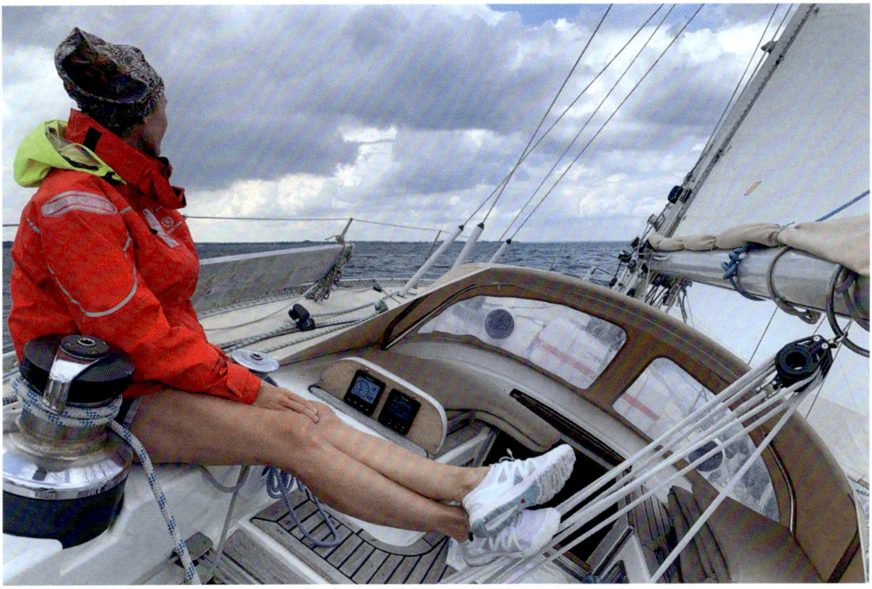

Es ist sinnvoll, sich auch beim Sitzen senkrecht zum Horizont auszurichten.

Den Horizont spüren

Dass diese Mechanismen beim Rudergehen auf Yachten mit Blick auf den Horizont automatisch greifen, ist für alle erfreulich, die seefit werden wollen. Sie helfen aber nur bedingt in Situationen, in denen der Horizont nicht gesehen werden kann. Allerdings lassen sich die Mechanismen mit etwas Übung auf solche Situationen übertragen – beispielsweise im Inneren eines Kreuzfahrtschiffs oder unter Deck einer Yacht. Es stellt sich jedoch die Frage, wie in einer solchen Umgebung der Körper senkrecht zum Horizont ausgerichtet werden kann, schließlich sehen die Augen den Horizont nicht, und das Gehirn macht aufgrund der gelernten Muster wieder die Yacht zum „Großen, Festen", an dem sich dann orientiert wird. Die Antwort darauf ist ganz einfach und wurde im Kapitel über die Entstehung der Seekrankheit im Abschnitt Bewegungslehre schon angedeutet: Wer den Horizont nicht sehen kann, der muss ihn spüren!

Menschen spüren den Horizont als Ergebnis eines Zusammenspiels zwischen dem Gleichgewichtsorgan, dem Tiefensinn und der Schwerkraft der Erde. Dank der Schwerkraft wissen Menschen stets, wo unten ist und können sich auf der Erde auch dann senkrecht zum Horizont ausrichten, wenn sie ihn nicht sehen, beispielsweise bei Nebel. Je besser der Tiefensinn einer Person ausgeprägt ist, desto besser kann sie sich an der Schwerkraft ausrichten. Der Tiefensinn ist schließlich der Sinn, der seine Informationen aus den Rezeptoren in Gelenken, Sehnen und Muskeln bezieht. Mit seiner Hilfe trifft der Mensch kontinuierlich und unbewusst Entscheidungen, ob und wie die Lage oder Position des Körpers im Raum verändert werden soll.

In anderen Bereichen ist ein ausgeprägter Tiefensinn übrigens selbstverständlich, beispielsweise bei Akrobaten und Tänzern. Sie haben eine ausbalancierte Körperhaltung, weil ihnen ihr sehr gut trainierter Tiefensinn jederzeit präzise Informationen über die eigene Körperlage im Raum übermittelt. Genau diese Informationen werden auf See benötigt, wenn unter Deck die Ausrichtung von Kopf und Körper senkrecht zum Horizont stattfinden soll. Wenn das gelingt, schaukelt der Körper nicht mehr im Takt des Bootes mit. Stattdessen steht die Person unter Deck aufrecht, während das Boot um sie herum schaukelt. Dadurch wird die Seefit-Sichtweise eingenommen und der Kopf bleibt, wie beim Vogel, der um die Kurve fliegt, senkrecht zum Horizont ausgerichtet. Das führt dazu, dass Kreuzfahrt-Passagiere bei Seegang nicht mehr in Schlangenlinien über fensterlose Flure laufen und Segler sich im schaukelnden Schiff unter Deck bewegen können, ohne sich ständig festhalten zu müssen.

Damit das funktioniert, ist ein gut trainierter Tiefensinn wichtig. Mit ihm wird der Horizont gespürt, und das Gehirn kann im Abgleich mit den Signalen des Gleichgewichtssinns und der Schwerkraft den gespürten Horizont als Referenz für den wahren Horizont einsetzen. So wird den Signalen des Sehsinns weniger und den Signalen des Tiefensinns mehr Bedeutung beigemessen. Bezogen auf das eingangs erwähnte Beispiel mit der Musikanlage bedeutet dies, dass die Lautstärke des Sehsinns heruntergedreht wird, wenn er die falsche Musik wiedergibt, und die Lautstärke des Tiefensinns hochgedreht wird. Im Zusammenspiel mit dem Gleichgewichtssinn ertönt dann eine harmonische Melodie.

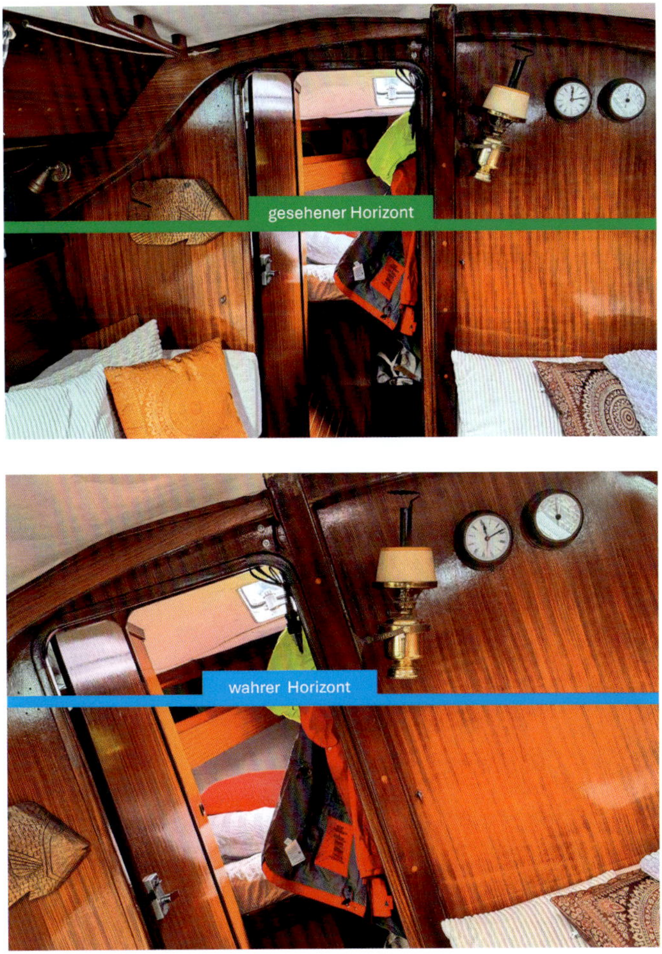

Auf See gibt es unter Deck bei Schräglage zwei verschiedene Horizonte. Der visuelle Horizont ist dann die falsche Referenz, auf ihn zu setzen, macht seekrank (grün). Stattdessen ist der wahre Horizont die richtige Referenz. Ihn zu nutzen macht seefit, insbesondere wenn man ihn spürt (blau).

Wurde der Tiefensinn trainiert, muss nicht mehr auf den Gewöhnungseffekt gewartet werden. Dann kann man das Leben an Bord sofort sorgenfrei genießen. Die alltäglichen Dinge, die früher an Bord unmöglich schienen, lassen sich nun problemlos erledigen. Ein Buch lesen, am Tablet arbeiten, entspannt in der Koje liegen oder einfach nur auf das Meer gucken – alles fällt plötzlich ganz leicht.

Wer seefit ist, besitzt die Fähigkeit, stets den wahren Horizont wahrzunehmen.

Genau hier setzen die Seefit-Übungen an, die im folgenden Kapitel vorgestellt werden. Durch sie wird die Phase der Eingewöhnung auf See überflüssig, weil der Tiefensinn so trainiert wird, dass die Wahrnehmung des wahren Horizonts immer und überall möglich ist. Das Geniale dabei ist, dass ein eingewöhnter Körper an Bord auch dann eingewöhnt bleibt, wenn keine Ausgleichsbewegungen mehr gemacht werden. Stattdessen hat sich der Körper an den Lebensraum Meer angepasst, und man kann sich bewegen, wie man möchte. Bei jedem Seegang und auf jedem Boot.

Magic Body Control.

Ein deutscher Automobilhersteller hat schon 2013 erkannt, wie wichtig die Anpassung der Körperbewegungen an die richtige Referenz ist. Mit „Magic Body Control“ wurde eine Technik auf den Markt gebracht, bei der ein speziell gefederter Autositz die von den Reifen erfassten Unebenheiten des Untergrundes aktiv ausgleicht. Im Ergebnis wird der Körper im Auto die ganze Zeit senkrecht zum Horizont ausgerichtet, die Person sitzt ruhig. Der Effekt wurde in einem Werbespot mit Hühnern wunderbar dargestellt. Wir empfehlen, diesen Werbespot unter dem Gesichtspunkt der Bewegungslehre anzuschauen. Der Körper des Huhns wird in alle Richtungen bewegt, und der Kopf bleibt immer in derselben Position.“
www.blauwasser.de/seefit-mbc

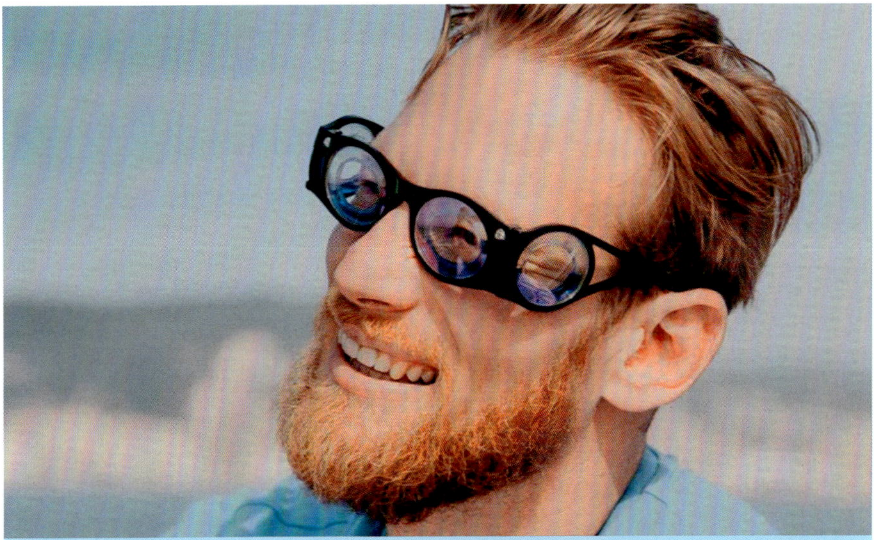

Die Horizontbrille sieht zwar gewöhnungsbedürftig aus, hilft aber gegen Seekrankheit.

Hilfsmittel Horizontbrille

Ein Hilfsmittel zur Bestimmung des Horizonts ist die Horizontbrille. Zugegeben: Dieses Brillengestell sieht nicht sehr modern oder ästhetisch aus, es kann aber an Bord als Hilfsmittel gegen Seekrankheit nützlich sein. Die Brille besteht aus vier Ringen, die jeweils mit einer meist blauen Flüssigkeit gefüllt sind. Sie kann über der eigenen Brille getragen werden, auch wenn dies beim Tragen von größeren Sonnenbrillen mitunter schwierig sein kann.

Die Flüssigkeit im Rand der Brille bildet einen Horizont ab, der – der Schwerkraft folgend – immer waagerecht zur Erde ausgerichtet ist. Durch die Brille nimmt das Auge diesen Horizont als Referenz wahr und nicht mehr das schwankende Boot, sodass die Signale des Auges mit denen des Gleichgewichts- und des Tiefensinns übereinstimmen. Die Brillenhersteller empfehlen, die Brille 10 bis 20 Minuten zu tragen, um die Referenz neu zu definieren. Dabei kann ein Buch gelesen werden, um die Gewöhnung zu unterstützen. Versuche zeigen, dass zumindest während des Tragens die Symptome der Reisekrankheit gemildert werden können und dieser Effekt bei einigen auch noch nachwirkt.

Seefit-Übungen an Land

Diese Übungen können bereits im Vorfeld einer Seereise an Land durchgeführt werden, sind aber auch vor und während des Törns an Bord praktikabel. Die durch das Training erlernte Fähigkeit der Ausrichtung am gespürten Horizont funktioniert auf allen Törns auf allen Schiffen – auf Segelbooten, Motorbooten oder Fischerbooten, auf Kreuzfahrtschiffen, Frachtern oder Tankern und auf Booten, die zu Angel- oder Tauchspots fahren.

Für das Training an Land wird idealerweise ein Wackelbrett genutzt. Am besten eignen sich dafür Wackelbretter mit einer Halbkugel unter dem Brett. Zu Beginn fallen die Übungen auf dem Wackelbrett oft schwer, und es ist kaum möglich, länger als ein paar Sekunden die Balance zu halten. Dann kann es helfen, die Halbkugel auf einen dicken Teppich oder ein Handtuch zu platzieren, um die Bewegungen des Wackelbretts etwas zu dämpfen. Wer mit dem Wackelbrett gar nicht klarkommt, kann alternativ ein luftgefülltes Balancekissen nutzen. Sie kommen in der Regel bei physiotherapeutischen Behandlungen zum Einsatz und sind etwas einfacher und sicherer in der Anwendung. (Wackelbretter mit Rollen sind nicht empfehlenswert, da sie nur eine Bewegungsachse trainieren).

Auch wenn das Wackelbrett zu Beginn seinem Namen alle Ehre macht, verbessert sich die Fähigkeit des Ausbalancierens zügig. Der Tiefensinn wird gestärkt. Von daher: Nicht entmutigen lassen!

Das Seefit-Training ist für jeden anwendbar.

Übung 1

An Land – Stehen auf wackligem Untergrund mit geöffneten Augen

Bei dieser Übung steht man mit beiden Füßen nebeneinander auf dem Wackelbrett. Der Blick wird nach vorne gerichtet, quasi ins „Leere“ oder auf einen beliebigen oder imaginären Punkt im Raum. So, wie beim Blick zum Horizont auf See. Währenddessen gilt es, die Wackelbewegungen des Brettes auszugleichen. Durch das Fixieren eines Punktes in einiger Entfernung und auf Augenhöhe fällt das Stehen auf dem Wackelbrett leichter. Wer sich hingegen auf die Bewegungen des Brettes konzentriert oder gar auf den Boden oder die Füße schaut, fängt üblicherweise an, verstärkt zu wackeln, weil der Körper versucht, den Bewegungen des Brettes aktiv entgegenzusteuern. Sollte dies passieren, bitte erneut in die Ferne schauen, ruhig atmen und spüren, wie sich der Körper stabilisiert.

Ziel dieser Übung ist es, für 30 bis maximal 60 Sekunden auf dem Wackelbrett das Gleichgewicht zu halten.

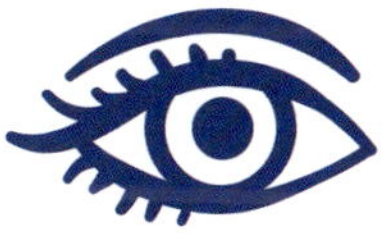

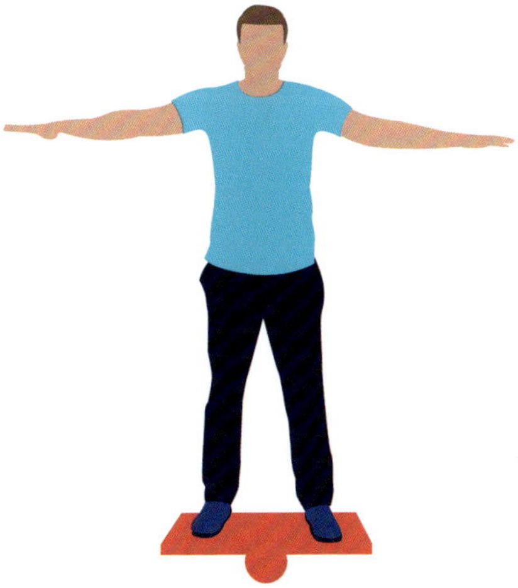

Übung 1 – Stehen auf wackligem Untergrund mit geöffneten Augen.

Übung 2

An Land – Stehen auf wackeligem Untergrund mit geschlossenen Augen

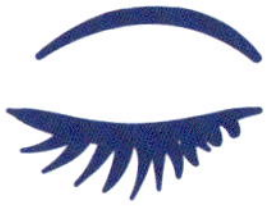

Bei Übung 2 wird ebenfalls zunächst mit geöffneten Augen versucht, das Gleichgewicht auf dem Wackelbrett zu halten. Ist der Körper stabilisiert, werden die Augen geschlossen.

Ziel dieser Übung ist es, für 30 bis maximal 60 Sekunden auf dem Wackelbrett mit geschlossenen Augen das Gleichgewicht zu halten.

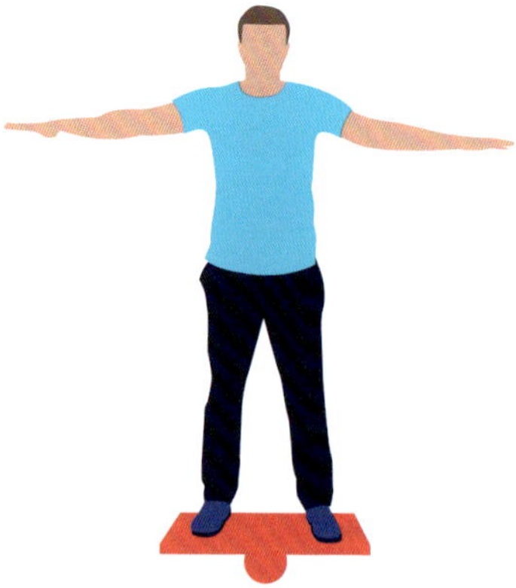

Übung 2 – Stehen auf wackligem Untergrund mit geschlossenen Augen.

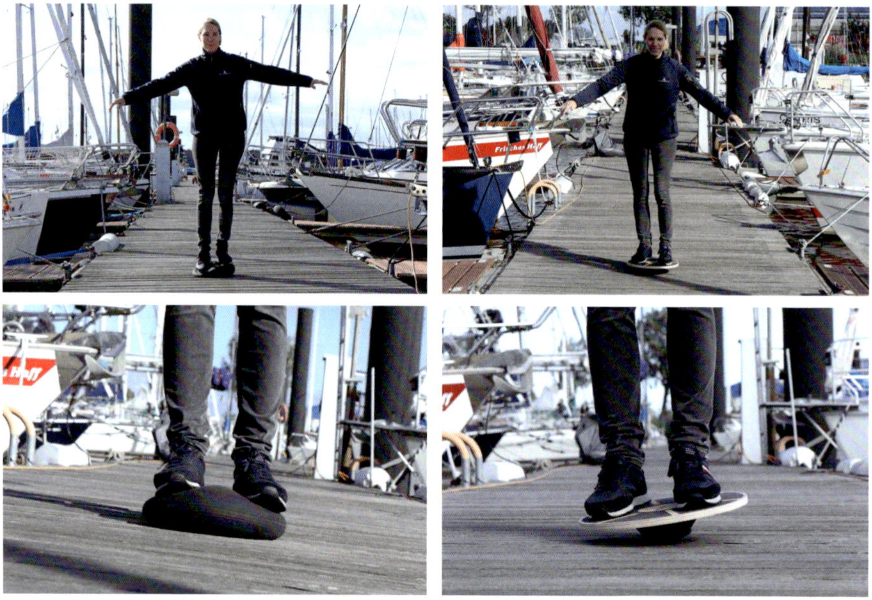

Für die Seefit-Übungen eignen sich ein Wackelbrett oder ein Balancekissen.

Übung 3

An Land – Stehen auf wackeligem Untergrund mit visueller Ablenkung

Diese Übung wird wie Übung 1 mit geöffneten Augen durchgeführt. Allerdings wird bei dieser Übung gezielt der Konflikt zwischen dem Sehsinn und dem Gleichgewichtssinn provoziert. Das Ziel dabei ist es, trotz zusätzlicher visueller Reize das Gleichgewicht auf dem Wackelbrett zu halten. Als visueller Reiz eignen sich optokinetische Trainings.

Optokinetische Trainings bestehen aus Videosequenzen, in denen beispielsweise senkrecht ausgerichtete schwarz-weiße Balken von links nach rechts über einen Bildschirm laufen oder waagerecht ausgerichtete Balken von oben nach unten. Sie werden unter anderem in der Schwindeltherapie eingesetzt.

Durch die optokinetischen Videosequenzen ist der Sehsinn ziemlich gefordert und übermittelt dementsprechend starke Signale. So kann man trainieren, den gespürten Horizont wahrzunehmen und das Gleichgewicht zu halten – trotz visueller Reize. Übertragen auf die Lautsprecher bedeutet es: Es wird trainiert, nur der harmonischen Melodie von Tiefen- und Gleichgewichtssinn zu lauschen, obwohl der Sehsinn eine unpassende Musik, noch dazu recht laut, abspielt. Das Gehirn lernt so, die Lautstärke des Sehsinns herunterzuregulieren, damit das wackelnde Boot zukünftig nicht mehr zu Sinneskonflikten führt.

Ziel dieser Übung ist es, für 30 bis maximal 60 Sekunden auf dem Wackelbrett das Gleichgewicht zu halten. Beim Segelfachportal BLAUWASSER.DE gibt es verschiedene Videosequenzen, die für das optokinetische Training im Rahmen der Seefit-Übungen geeignet sind.

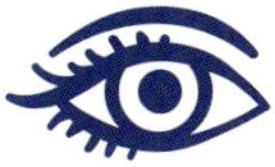

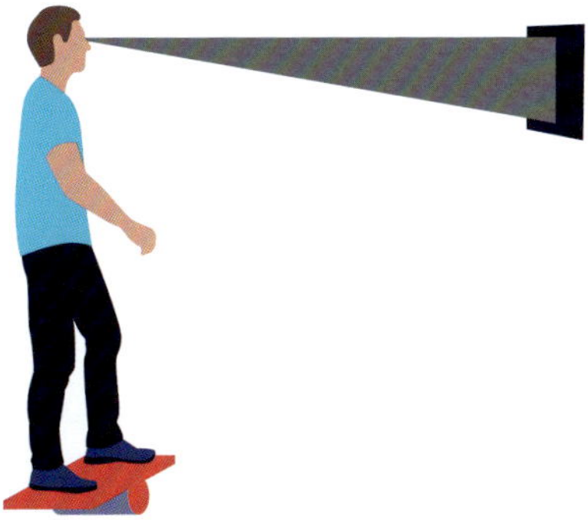

www.blauwasser.de/seefit-okt

Übung 3 – Stehen auf wackeligem Untergrund mit visueller Ablenkung durch optokinetische Trainings.

Wenn die drei Seefit-Übungen an Land entspannt und stressfrei beherrscht werden, kann es helfen, einen Anker zu setzen (siehe Psychologie). So können sowohl das Gespür für den Horizont als auch das mühelose Ausbalancieren abgespeichert werden. Außerdem wird so das positive Gefühl verankert, das die erfolgreiche Durchführung mit sich bringt. Über den Anker kann auch dieser Zustand zukünftig jederzeit wieder abgerufen werden.

Der Tiefensinn im Alltag

Ein untrainierter Tiefensinn macht sich bei vielen Menschen bereits im Alltag an Land bemerkbar, ohne dass dies bewusst wahrgenommen wird. Es ist für den Körper anstrengend, immer aufrecht zu stehen, aber auch die Bewegungen zu koordinieren, fordert den Körper. Er muss kontinuierlich die Informationen der Gelenke und Muskeln verarbeiten und alles mit der Schwerkraft abgleichen, um die Gliedmaßen in der richtigen Position zu halten – und die dauerhaft und ohne Unterbrechung. Das braucht Energie, und deshalb neigen Menschen dazu, das Ausbalancieren auf ein Minimum zu reduzieren.

Dazu ein Beispiel: Zwei Personen begegnen sich im Büroflur und bleiben für ein Gespräch stehen. In der Regel neigt mindestens eine der beiden Personen dazu, sich während des Gesprächs an die Flurwand zu lehnen. Dies mag vordergründig Lässigkeit ausstrahlen, ist aber unbewusst eine Haltung, die die Arbeit des Körpers reduziert. Durch das Anlehnen an die Wand wird das sonst notwendige Ausbalancieren vermindert und der Tiefensinn entlastet.

Wer seefit sein möchte, sollte daher in solchen Situationen versuchen, aufrecht und ohne anzulehnen zu stehen. Eine andere Möglichkeit, den Tiefensinn im Alltag zu trainieren, besteht darin, bei bestimmten Bewegungen bewusst auf den Körper zu achten. Ein Beispiel dafür ist das Aufstehen von einem Stuhl. Häufig wird der Körper bei diesem Lagewechsel mit den Händen abgestützt – auf der Tischplatte, der Stuhllehne oder der Sitzfläche selbst. Auch dieses Verhalten kann bewusst vermieden werden. Besser ist es, ohne Abstützen aufzustehen. Das trainiert nicht nur die Bein- und Gesäßmuskulatur, sondern auch die Sinne.

Seefit-Übungen an Bord

Bei den Seefit-Übungen an Bord ist es ratsam, sich vorzustellen und zu verinnerlichen, dass das Boot das Wackelbrett ist, wodurch es das „Kleine, Bewegliche" wird und der Horizont das „Große, Feste". Die Seefit-Übungen an Bord werden zu Beginn des Törns absolviert, idealerweise auf dem ersten Seestück; ist man dagegen sehr anfällig, können die Seefit-Übungen an Bord auch schon im Hafen oder am Ankerplatz erfolgen. Das Gute ist: Da die Bewegungen des Bootes langsamer als die eines Wackelbretts sind, fällt das Ausgleichen leichter als bei den Seefit-Übungen an Land.

Die Seefit-Übungen an Bord beschleunigen den Gewöhnungseffekt, sodass der Körper sich sofort an die ungewohnten Bewegungen des Schiffes anpassen kann. Das Boot ist dann das Wackelbrett. So wird der gespürte Horizont besser wahrgenommen. Diese Fähigkeit kann dann jederzeit und überall an Bord genutzt werden. Man ist seefit.

Hinweis: Es reicht in der Regel aus, die Seefit-Übungen zu Beginn eines Törns durchzuführen. Der Clou dabei ist, dass gar keine Sinneskonflikte mehr auftreten, wenn der Körper auf die gespürte Wahrnehmung des Horizonts eingestellt ist. Dann ist der Bordalltag ganz normal möglich. Es ist nicht notwendig, die ganze Zeit an Bord aktiv „Gymnastik zu machen". Sollte es bei Kurswechseln oder wechselndem Seegang doch noch einmal zu Unwohlsein kommen, können die Übungen einfach wiederholt werden.

Wichtig: Beim Üben geht die Sicherheit immer vor! Wenn die Bedingungen auf See zu unruhig sind oder man (noch) sehr unsicher auf den Beinen ist, sollten die Übungen nur im geschützten Cockpit durchgeführt werden.

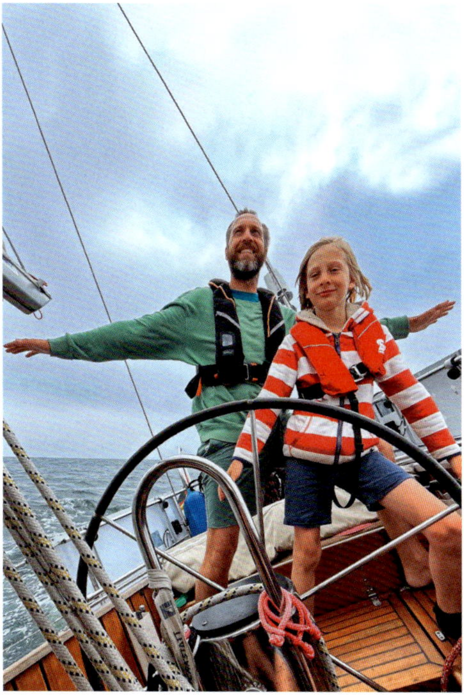

Hier wird fleißig geübt.

Übung 4

An Bord – Stehen im Cockpit mit Blick auf den Horizont

Bei dieser Übung stellt man sich in das Cockpit und versucht die Bootsbewegungen „auszugleichen“, ohne sich dabei am Boot festzuhalten. Körper und Kopf bleiben dabei, wie beim Vogel in der Luft, senkrecht zum Horizont ausgerichtet; die Beine führen, in Analogie zu den Land-Übungen auf dem Wackelbrett, Ausgleichsbewegungen durch.

Ziel dieser Übung ist es, für mindestens 60 Sekunden die Bootsbewegungen auszugleichen. Die Übung kann zeitlich beliebig verlängert werden.

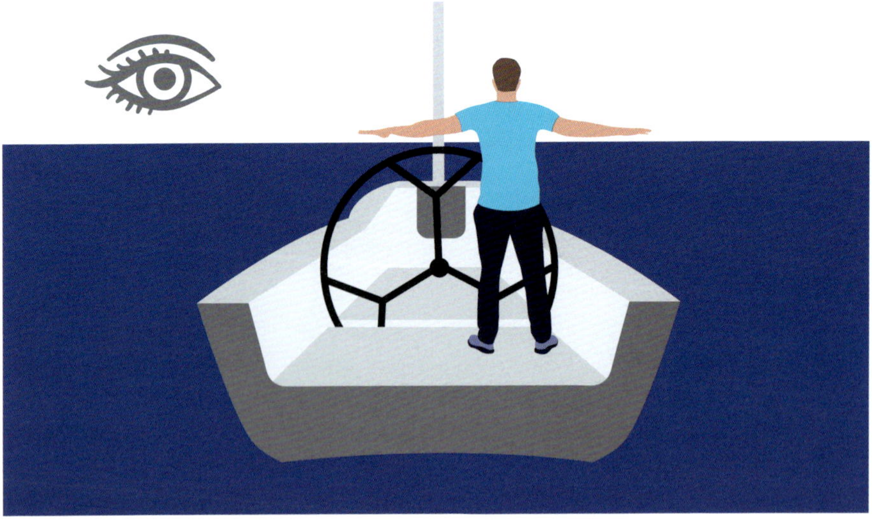

Übung 4 – Stehen im Cockpit mit Blick auf den Horizont.

Übung 5

An Bord – Stehen im Cockpit mit geschlossenen Augen

Die Übung wird entsprechend Übung 4 durchgeführt. Zunächst werden im Cockpit die Bootsbewegungen ausgeglichen. Kann das Gleichgewicht stabil gehalten werden, schließt man die Augen. Dadurch werden die Bewegungen des Schiffes und die Ausgleichsbewegungen des Körpers deutlicher spürbar.

Zu Beginn der Übung gelingt es meistens nur, für ein paar Sekunden am Stück die Augen zu schließen. Bei dieser Übung ist es sinnvoll, eine andere Person in Reichweite zu haben, die einen gegebenenfalls davor schützt, umzufallen und sich zu verletzen. Da Sicherheit vorgeht, sollten bei viel Seegang die Augen nur kurz geschlossen werden. Unter Umständen ist es ratsam, auf diese Übung dann auch ganz zu verzichten.

Ziel dieser Übung ist es, für 30 bis maximal 60 Sekunden mit geschlossenen Augen die Bootsbewegungen auszugleichen.

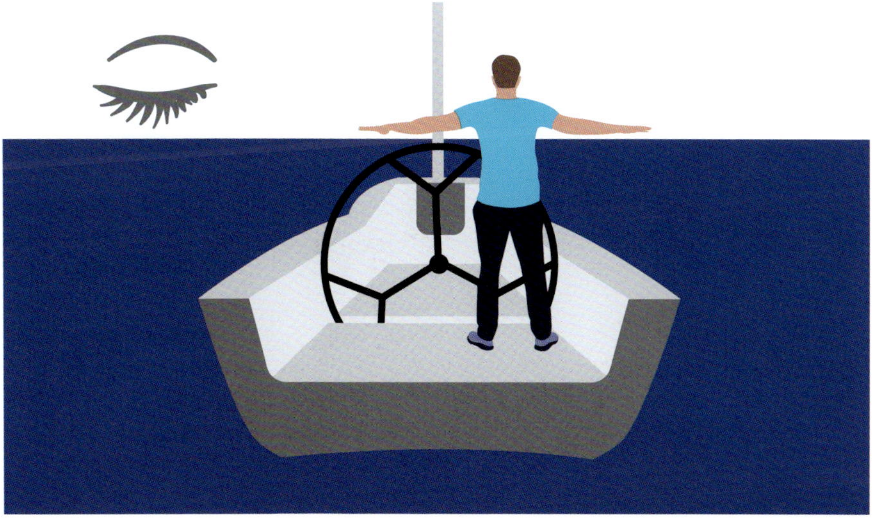

Übung 5 – Stehen im Cockpit mit geschlossenen Augen.

Übung 6

An Bord – Bewegen an Deck ohne Festhalten.

Sich freihändig an Bord zu bewegen, führt zu einer verbesserten Körperkoordination und auf Dauer zu mehr Halt bei wackeligen Schiffsbewegungen. Daher hilft es, auch an Bord auf einen Ausgleich der Schiffsbewegungen zu achten und beispielsweise die Strecke vom Cockpit zum Vorschiff einmal bewusst ohne Festzuhalten zurückzulegen. Wird diese Übung einige Male wiederholt, dann erfolgt das „Laufen ohne Festhalten" irgendwann meist automatisch.

Wichtig: Sicherheit geht vor. Wenn die Bedingungen auf See zu unruhig sind oder man (noch) sehr unsicher auf den Beinen ist, sollte auf diese Übung verzichtet werden.

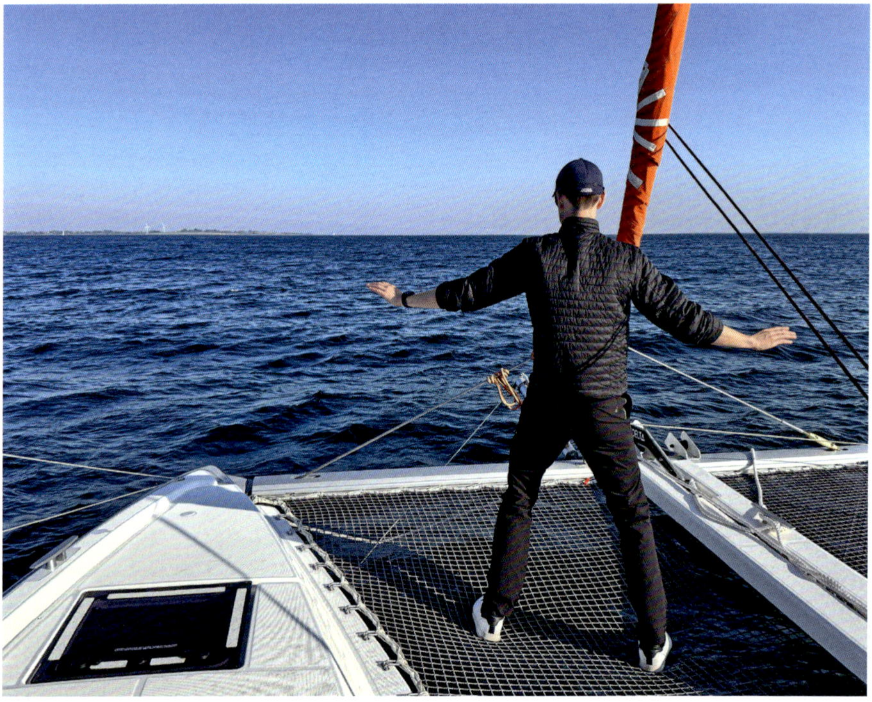

Übung 6 – sich freihändig an Bord zu bewegen, verbessert die Koordination.

Übung 7

An Bord – Stehen unter Deck mit geschlossenen Augen

Die Übungen aus dem Cockpit können auch unter Deck durchgeführt werden. Ziel ist auch hier, wie auf dem Wackelbrett freihändig zu stehen und das Gleichgewicht zu halten. Unter Deck fällt zu Beginn das sichere Stehen häufig leichter, wenn die Augen geschlossen sind, da dadurch der Sinneskonflikt zwischen Sehsinn und Gleichgewichtssinn ausgeschaltet wird. In der Mitte des Schiffes sind die Bewegungen am geringsten, daher ist es angeraten, hier mit der Übung zu beginnen.

Wem es noch schwerfällt, der kann sich zunächst festhalten. Wichtig ist, dass dann nicht nur die Beine beim Stehen, sondern auch die Arme beim Festhalten die Ausgleichsbewegungen durchführen. Die Übung ist den Bewegungen beim Steuern der Yacht sehr ähnlich, und sobald die Ausführung sitzt, kann sie freihändig durchgeführt werden.

Ziel dieser Übung ist es, für 30 bis maximal 60 Sekunden mit geschlossenen Augen freihändig die Bootsbewegungen auszugleichen.

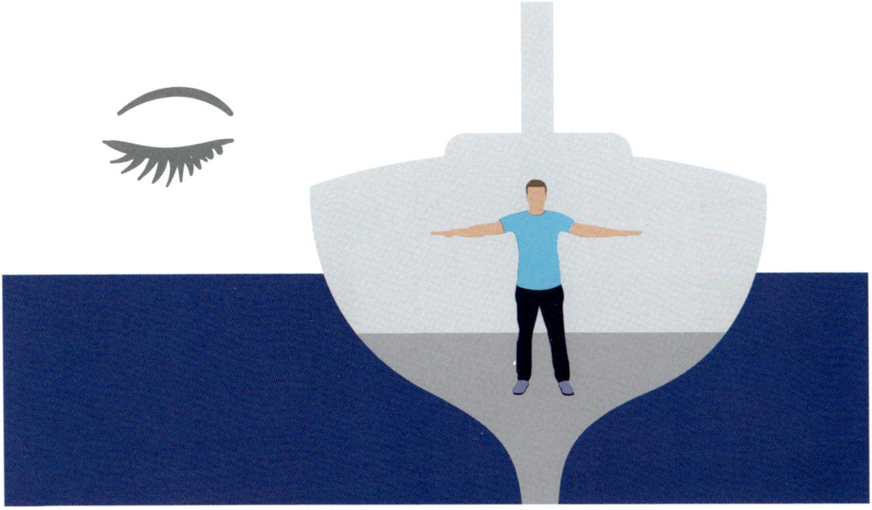

Übung 7 – Stehen unter Deck mit geschlossenen Augen.

Übung 8

An Bord – Stehen unter Deck mit geöffneten Augen

Diese Übung entspricht der Seefit-Übung 1. Sie ist zu Beginn idealerweise in der Mitte des Schiffes durchzuführen, wo der Seegang vergleichsweise wenig zu spüren ist; dabei hilft es, auch auf See „ins Leere" oder auf einen imaginären Punkt im Raum zu blicken. Bitte auch bei dieser Übung daran denken, dass das Boot das Wackelbrett ist. Wer in der Lage ist, bei Seegang unter Deck, mit geöffneten Augen, aufrecht und ausgeglichen zu stehen, hat das Seefit-Ziel erreicht. Dann ist es möglich, sich trotz ungewohnter Bewegungen ohne Sinneskonflikte unter Deck aufzuhalten.

Ziel dieser Übung ist es, für mindestens 60 Sekunden die Bootsbewegungen auszugleichen. Die Übung kann zeitlich beliebig verlängert werden.

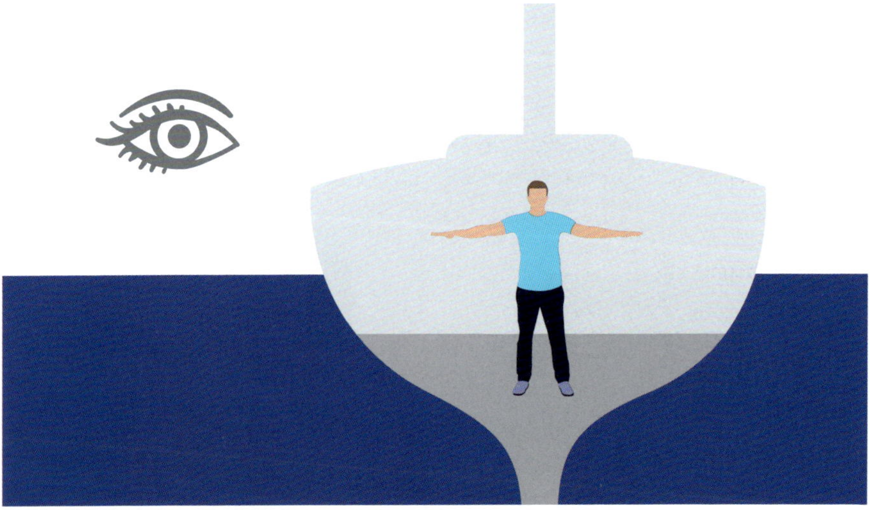

Übung 8 – Stehen unter Deck mit geöffneten Augen.

Crewführung beim Segeln

Zum Abschluss wollen wir noch einen Aspekt ansprechen, der nicht so richtig in eines der bisherigen Kapitel hineinpasst und doch eine sehr wichtige Rolle spielt, wenn es um die Seefitness der Segelcrew geht.

Die typische Besatzung einer Segelyacht besteht aus Skipper und Crew. Unserer Erfahrung nach hat der Skipper, der in dieser Konstellation das Kommando führt, einen großen Einfluss auf das Wohlbefinden der Crew, und das gilt auch für Mitsegler, die potenziell empfänglich für Seekrankheit sind. Dieses Kapitel richtet sich daher weniger an Menschen, die unter Seekrankheit leiden, sondern vielmehr an Personen, die Schiffe mit (seekranken) Mitseglern führen. Dafür geben wir in diesem Abschnitt konkrete Handlungsempfehlungen für Skipper, um Schiff und Crew so anzuleiten, dass es im Idealfall gar nicht erst zur Seekrankheit kommt. Viele Profiskipper kennen diese Tipps bereits und wenden sie an.

Hierzu möchten wir noch einmal den Seefit-Tank aus dem Seefit-Kapitel Psychologie in Erinnerung rufen: Man stelle sich einen mit Flüssigkeit gefüllten Tank vor, und ist der Tank gut gefüllt, sind genug Reserven vorhanden, um Seegang, ungewohnte Bewegungen und Stress an Bord abzufangen. Alles bleibt im grünen Bereich und Seekrankheit ist kein Thema – man ist seefit. Sinkt der Tankinhalt hingegen, steigt das Risiko; zusammen mit negativen Einflüssen tritt irgendwann die Seekrankheit ein.

Jeden Tag vor dem Auslaufen aus dem Hafen hat der Seefit-Tank bei jedem Mitsegler einen anderen Füllstand. Logischerweise macht es für das potenzielle Auftreten der Seekrankheit einen großen Unterschied, ob ein Segler mit vollem oder fast leerem Tank in See sticht. Hierbei gibt es drei Faktoren, die den Füllstand des Seefit-Tanks maßgeblich beeinflussen.

1. der Gewöhnungseffekt

2. die Verfassung des Crewmitglieds

3. die Crewführung

Der Gewöhnungseffekt wurde bereits ausführlich angesprochen, er tritt von selbst ein und kann durch das Crewmanagement nur teilweise beeinflusst werden. Solange die Gewöhnungsphase andauert, fehlt immer ein wenig Seefit-Flüssigkeit, am ersten Segeltag mehr als am zweiten Segeltag. Spätestens nach drei Segeltagen sollten die Seebeine da sein und dieser Faktor keinen spürbaren Einfluss mehr haben. Crewmitglieder, die die Seefit-Übungen angewendet haben, sind logischerweise schneller eingeschaukelt.

Die Verfassung der Crew ist ein sehr weites Feld. Ein Skipper kann vieles richtig machen, hat aber keinen Einfluss darauf, ob ein Crewmitglied völlig gestresst, mit der Arbeit im Kopf und übermüdet zum Törn anreist. Wenn es gut läuft, geht der Mitsegler früh ins Bett und schläft sich erst einmal aus. Das reduziert den Stress und füllt den Seefit-Tank. Andernfalls muss er wahrscheinlich damit leben, dass der Seefit-Tank beim Ablegen leider schon ziemlich leer ist. Ist der Mitsegler zudem noch seekrankheitsanfällig, dürfte klar sein, wie das ausgeht.

Einen erheblichen Einfluss auf den Seefit-Tank der Mitsegler haben Skipper durch die Art und Weise, wie sie die Crew führen und somit maßgeblich die Stimmung an Bord steuern. Hier sollten bei seekrankheitsanfälligen Mitseglern alle Register gezogen werden. Insbesondere als Skipper kann man sehr viel dazu beitragen, die Seefit-Tanks der Mitsegler so zu füllen, dass die Crew idealerweise gar nicht erst seekrank wird.

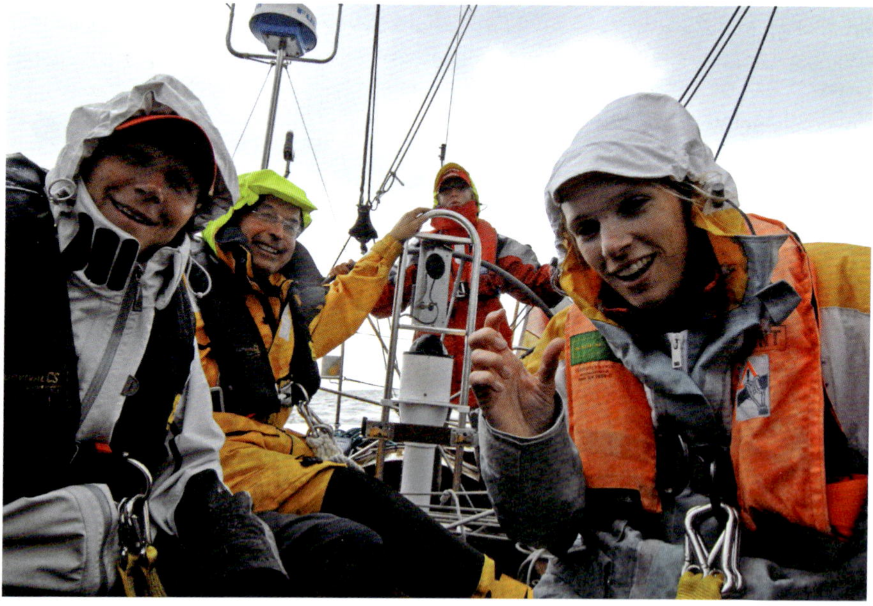

Gute Stimmung an Bord. Das ist die halbe Miete.

Die Crew mit dem Thema Seekrankheit verschonen

Der wichtigste Punkt ist, Seekrankheit nicht zum Thema zu machen! In manchen Crewkonstellationen sorgt dieses Thema immer wieder für Gesprächsstoff. Jeder Mitsegler hat eine Geschichte parat, weiß eine Anekdote oder ein Kotz-Übel-Erlebnis zu erzählen. Schleichend wird Seekrankheit zum Dauerthema, und wenn es so präsent ist, ist es erfahrungsgemäß nur eine Frage der Zeit, bis sich der erste auf See übergibt. Das liegt sowohl an der Aufmerksamkeit, die dem Thema geschenkt wird, als auch an selbsterfüllenden Erwartungshaltungen (Letzteres haben wir im Abschnitt Psychologie unter dem Stichwort selbsterfüllende Prophezeiung vorgestellt).

Leider können Skipper auch durch ihr eigenes Verhalten dazu beitragen, ohne es zu wollen. Umso wichtiger ist es, dafür zu sensibilisieren. Es geht um beiläufige Äußerungen wie „Das wird heute echt heftig auf See“ oder „Da draußen kachelt es so richtig, und die Gischt fliegt schon über die Mole, da können wir uns mal ordentlich die Hörner abstoßen“. Mitsegler, die Angst haben, seekrank zu werden, hören bei solchen Äußerungen ganz genau hin, und zwischen den Zeilen wird ihnen vermittelt, dass es heute richtig übel und ihnen auf See aber mal so richtig schlecht gehen wird. Diese Erwartung kann der Skipper allerdings auch durch übertriebene Fürsorglichkeit wecken, wenn er Mitsegler unterwegs immer wieder fragt: „Geht es dir noch gut, oder bist du schon seekrank?“ Das ist absolut kontraproduktiv. Er vermittelt dem Mitsegler quasi die Erwartung, dass dieser seekrank werden muss. Dann ist es bei anfälligen Personen nur eine Frage der Zeit, bis die Fische gefüttert werden.

Dazu ein Beispiel, das wir in der S-Bahn beobachten konnten. Eine vierköpfige Familie sitzt sich gegenüber, Vater, Mutter, Tochter, Sohn. Alles ist wunderbar, die Erwachsenen unterhalten sich, die Kinder albern herum, haben Spaß. Eine Viertelstunde geht das so. Plötzlich sagt die Mutter zu ihrem Sohn: „Jan, du sitzt gegen die Fahrtrichtung, denk dran, da wird dir immer schlecht!“ Das ist ein wunderbares Beispiel dafür, wie man Menschen, denen es gut geht, in die Seekrankheit „reindrängen“ kann. Leider ist das ein Verhalten, das wir auch auf Törns immer wieder beobachten können und das oft schon im Hafen anfängt. Da fallen plötzlich in einer banalen Unterhaltung Sätze wie: „Mein Partner wird übrigens immer seekrank.“ Schublade auf, Segler rein, Schublade zu.

Mit anderen Worten: Zur Crewführung gehört auch, dafür zu sorgen, dass nicht ständig über Seekrankheit gesprochen wird, was der Skipper gewährleisten sollte. Das kann so weit gehen, dass das Thema, wenn es aufkommt, im Keim erstickt wird, beispielsweise durch einen schnellen (hoffentlich nicht zu plumpen) Themenwechsel :-)

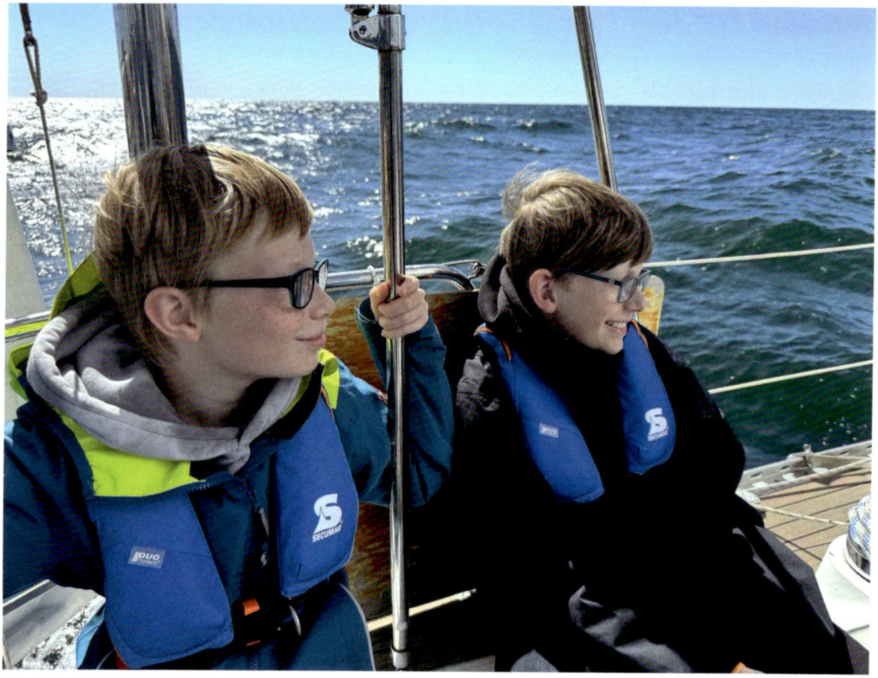

Gilt bei Kindern wie bei Erwachsenen: Das Thema Seekrankheit sollte verbal vermieden werden.

Den Gewöhnungseffekt nutzen

In diesem Buch wurde ausführlich erläutert, dass es einen Gewöhnungseffekt gibt und dass die Zeit eine Rolle spielt. Früher oder später sind alle Mitsegler eingeschaukelt. Umsichtige Skipper berücksichtigen dies und planen für den ersten Segeltag keine langen Schläge, sondern lassen es stattdessen ruhig angehen. So kann sich jeder Mitsegler ohne Zeitdruck mit dem Schiff und seinen Bewegungen vertraut machen. Es gibt auch Skipper, die versuchen, die erste Nacht an Bord vor Anker zu verbringen, wo sich das Schiff in der Regel immer etwas bewegt. Ein Ansatz, der ebenfalls den Tiefensinn schärft und zur Gewöhnung beiträgt.

Die Crew informieren

Grundsätzlich ist eine Crew bestrebt, eine positive Stimmung an Bord zu haben, bei der Stress oder Angst keine Rolle spielen. Um das zu erreichen, ist es unter anderem hilfreich, die Crew über den Törnablauf zu informieren. In der Regel werden dabei die typischen W-Fragen beantwortet:

- **Wohin segeln wir?**
- **Wie segeln wir dorthin?**
- **Wann segeln wir dorthin?**
- **Was erleben wir unterwegs?**
- **Wer ist wofür verantwortlich?**

Wer mit dem Flugzeug fliegt, kennt die typische Durchsage des Piloten aus dem Cockpit. Dabei beantwortet der Pilot die angesprochenen W-Fragen und gibt die Antworten als Information verklausuliert an die Passagiere weiter. Das kann der Schiffsführer auch an Bord mit der Crew machen. Bei einem Flug zeigen Monitore den Reisefortschritt an. Und auch an Bord können die Mitsegler in die Lage versetzt werden, sich die Informationen selbst zu beschaffen. Wir kennen Skipper, die für jeden Törn das Tagesziel als Wegpunkt im GPS programmieren, sodass jederzeit ersichtlich ist, wie viele Seemeilen noch zurückgelegt werden. Wird diese Information auf einem Display angezeigt, kann jeder Mitsegler die Distanz zum Wegpunkt sehen und in Kombination mit der Geschwindigkeit über Grund (SOG) berechnen, wie lange es noch dauert.

Skipper, die ihre Crew derart transparent durch den Segeltag führen, vermitteln Sicherheit und Kompetenz und stellen sicher, dass sich die Crew nicht mit lästigen Fragen und Unklarheiten beschäftigen muss. Letzteres passiert, wenn die Mitsegler nicht genau wissen, wie der Törn weitergeht.

Während des Törns kann der Skipper über den Reisefortschritt informieren, verbunden mit positiven Informationen. Das kann dann zum Beispiel so klingen: „Nachdem wir den angezeigten Wegpunkt erreicht haben, liegen nur noch drei Seemeilen vor uns. Darauf könnt ihr euch freuen. Dann haben wir die Huk da hinten passiert, und dahinter wartet eine tolle Landschaft auf euch. Da könnt ihr eure Smartphones für Fotos zücken." Was bleibt, sind ein positives Bild und Vorfreude. Skipper sind auch Animateure.

Spinnen wir den Gedanken einmal umgekehrt weiter: Wer eine unerfahrene Crew verunsichern will, schaut am besten auf eine dunkle Wolke am Himmel, sagt den Satz: „Oha, das sieht aber gar nicht gut aus" und lässt diese Information unkommentiert im Cockpit stehen. Nun haben die Mitsegler genügend Gelegenheit, ein negatives Gedankenkarussell in Gang zu setzen und sich entsprechende Fragen zu stellen, beispielsweise, ob sie in Gefahr sein werden, die Situation meistern können oder gar kentern werden.

Besser wäre es, im Sinne einer guten Stimmung an Bord und damit auch im Sinne der Prävention von Seekrankheit die dunkle Wolke anzusprechen und dann einen „Masterplan" aufzuzeigen, was in etwa so klingen könnte: „Die dunkle Wolke da hinten sieht so aus, als würde sie Wind bringen. Deshalb reduzieren wir jetzt vorsorglich die Segelfläche. Vielleicht brauchen wir das Reff am Ende gar nicht, aber so sind wir erst mal auf der sicheren Seite. Und übrigens: Das Boot kann nicht kentern – auch dann nicht, wenn es sich bei einer Böe auf die Seite legen sollte." Kurzum: Kapitäne können ihre Crew auch

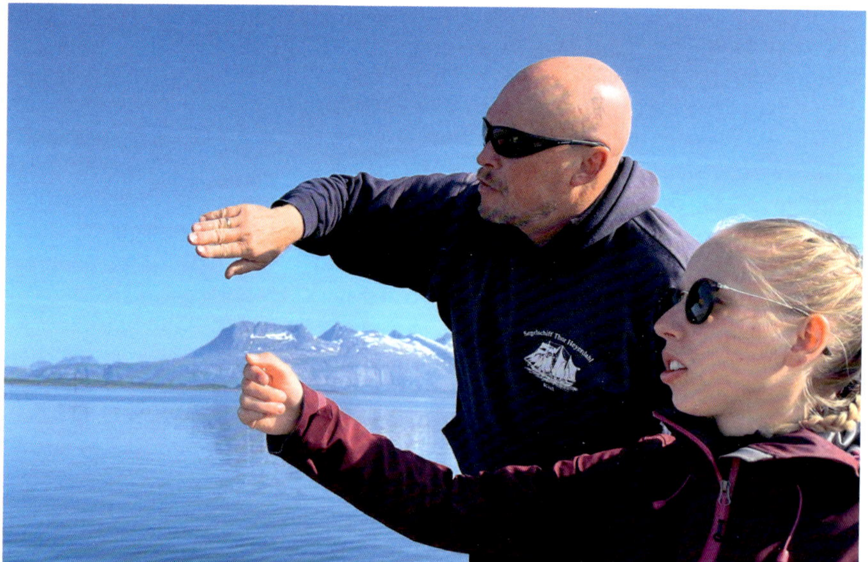

Als Skipper ist es ratsam, die Crew mit einzubeziehen und sie transparent durch den Segelalltag zu führen.

hier informieren. So versteht auch der unerfahrene Segler, dass die Wolke eine Veränderung bringen wird, die Situation aber unter Kontrolle ist. Das schafft Vertrauen und beugt Ängsten vor.

Das Schiff richtig in der See halten

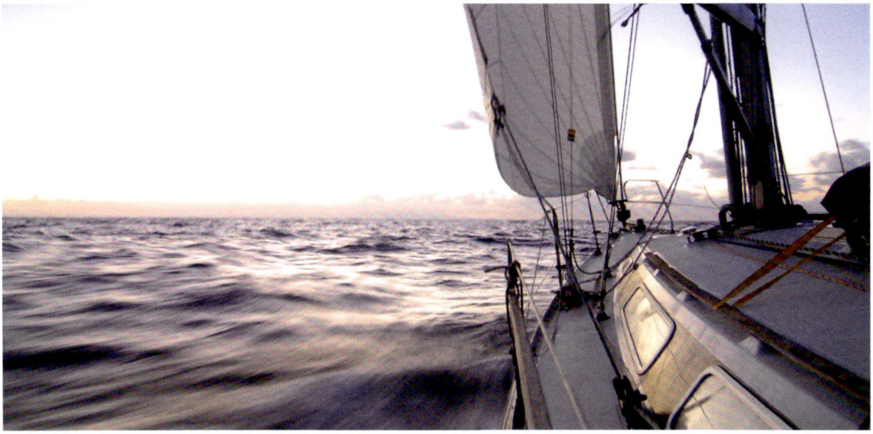

Der Winkel zum Wind spiegelt sich in den Seegangsbewegungen wider.

Natürlich sind wir alle Segler, die das Segeln lieben und möglichst selten den Motor anwerfen wollen. Aber es gibt Situationen, in denen das Motoren dem Segeln vorzuziehen ist – zumindest wenn es um das Wohlbefinden an Bord geht.

Wenn der Wind nachlässt, bewegt sich das Boot unter Segel langsamer. Ist dann eine Dünung vorhanden, wird das Schiff schnell zum Spielball der Wellen. Das kann die Mägen der Crew auf eine harte Probe stellen. Gleiches gilt für Wind-gegen-Strömung-Situationen mit kurzer, steiler Welle, beispielsweise auf Flüssen, an Engstellen oder an Kaps. Manchmal ist es in einer solchen Situation ratsam, im Sinne des Wohlbefindens an Bord für kurze Zeit zu motoren, um ein unangenehmes Seegebiet möglichst zügig zu verlassen.

Ein anderer Aspekt kann der Winkel zum Wind der Yacht beim Kreuzen sein. Statt sehr hoch am Wind zu segeln, kann es helfen, etwas abzufallen und die Schoten ein wenig zu fieren. Dann liegt das Boot ruhiger auf dem Wasser und steigt angenehmer über die Wellen. Das entspannt nicht nur die Crew, es beugt auch den sensorischen Konflikten vor, weil es zu weniger Drehbeschleunigungen kommt. Die fehlende Höhe zum Wind wird übrigens meist durch mehr Geschwindigkeit ausgeglichen, sodass man unter dem Strich oft gar nicht länger für den Schlag braucht. Außerdem sorgt die erhöhte Bootsgeschwindigkeit dafür, dass es augenscheinlich schneller vorangeht.

Ein anderes bewährtes Mittel ist die Beruhigung einer angespannten Crew durch Beidrehen – sofern der Seeraum dafür genügend Platz bietet. Nach dem Beidrehen treibt das Schiff, etwas vereinfacht dargestellt, in einem Wellental und liegt relativ ruhig auf dem Wasser. Jetzt haben die gestressten Mitsegler die Möglichkeit, einmal durchzuatmen. Erfahrungsgemäß kann in dieser Situation auch gut gekocht oder die Toilette aufgesucht werden. Vielleicht dauert der Törn dadurch eine halbe Stunde länger, aber wenn alle Segler an Bord dafür (wieder) entspannt sind, ist es das allemal wert.

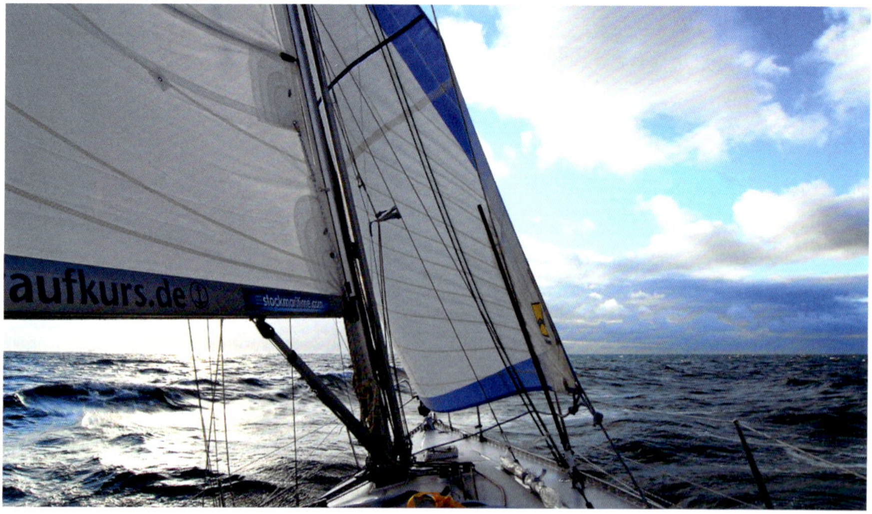

Beidrehen bringt Ruhe ins Boot.

Die Crew regelmäßig mit Mahlzeiten versorgen

Für die meisten Fahrtensegler sieht ein typischer Segeltag so aus: Morgens vor dem Auslaufen gibt es Frühstück. Dann wird den ganzen Tag gesegelt, wobei das Segeln im Vordergrund steht und die Nahrungsaufnahme im Hintergrund. Zwar gibt es auf manchen Yachten mittags einen Snack auf See, aber eine vollwertige Mahlzeit gibt es in der Regel erst wieder nach dem Anlegen am Abend. Dann wird ausgiebig gekocht oder irgendwo eingekehrt.

Im Kontrast zu dieser gängigen Praxis gilt allerdings: Ein voller Magen beugt Seekrankheit vor. Hinzu kommt, dass selbst bei sehr ruhigem Wetter an Bord viel mehr Kalorien pro Stunde verbraucht werden als an Land. Menschen auf dem Wasser haben daher mehr Hunger als Menschen an Land.

An Seetagen sollte daher alle vier Stunden eine Mahlzeit auf den Tisch kommen. Skipper, die mit der Crew um 8.00 Uhr gefrühstückt haben, sollten also um 12.00 Uhr ein Mittagessen, um 16.00 Uhr einen Snack und um 20.00 Uhr ein Abendessen einplanen, sofern durchgefahren wird.

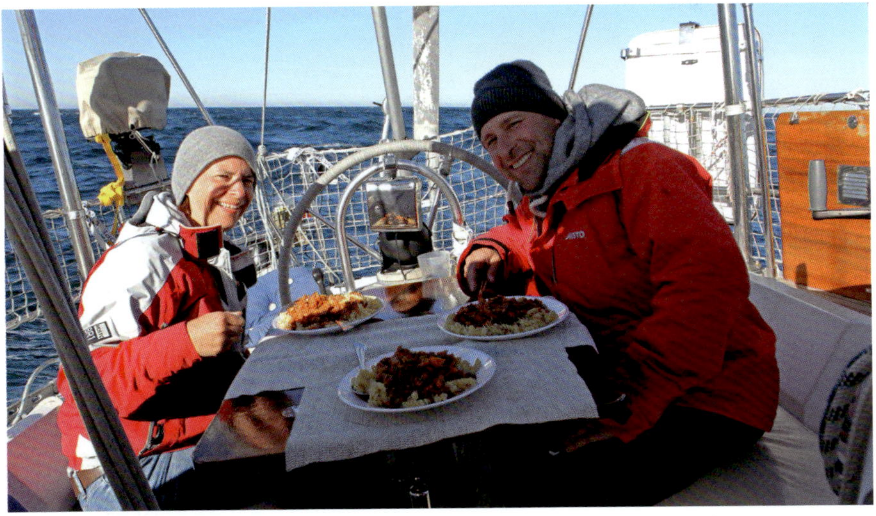

Eine vollwertige Mahlzeit auf See erfreut Skipper und Crew.

Dass es auf See selten etwas Ordentliches zwischen die Kiemen gibt, kann auch daran liegen, dass die Vorstellung, auf See Mahlzeiten zuzubereiten, für viele Segler nicht sehr attraktiv ist. Hier kann leicht Abhilfe geschaffen werden, indem die Verpflegung vor dem Auslaufen genau geplant und vorbereitet wird, beispielsweise können Salate vorgeschnippelt, warme Mahlzeiten vorgekocht oder Kuchen und anderes Gebäck bereitgehalten werden. Dabei geht es nicht so sehr um die Menge und den Anspruch an das Essen selbst, sondern darum, dass es überhaupt und oft genug etwas gibt. An Bord braucht es keine Sterneküche, sondern nur einen Plan!

Zusammengefasst lässt sich sagen: Es gibt viele Möglichkeiten, während des Segelns für einen gut gefüllten Magen zu sorgen. Verantwortungsbewusste Skipper sollten daher auf See die Ernährung der Crew im Auge behalten.

Den Flüssigkeitshaushalt beobachten

Bleiben wir auf See und beim Thema Ernährung. Um der Seekrankheit vorzubeugen, ist ein ausgeglichener Flüssigkeitshaushalt wichtig. Segler müssen so gesehen viel trinken.

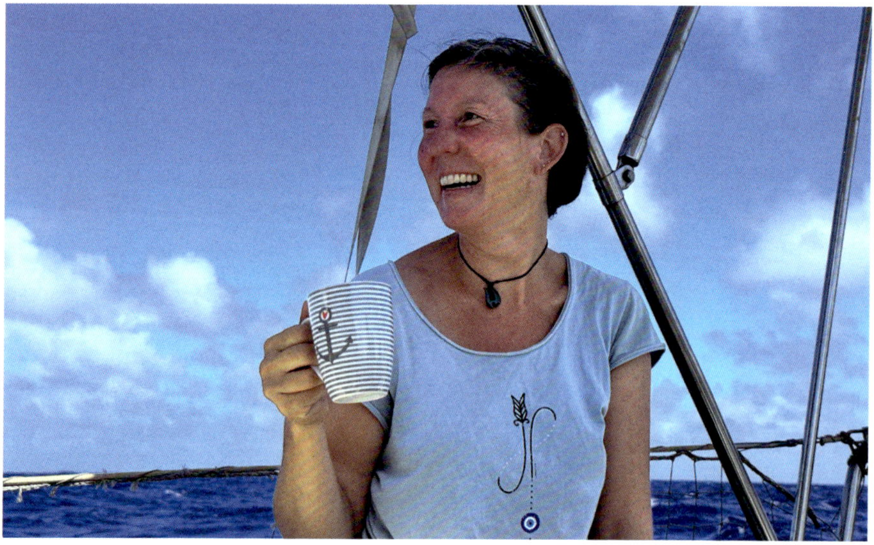

Trinken ist wichtig für das Wohlbefinden.

Es ist verständlich, dass bei dieser Aussage einige Menschen anmerken, dass sie dann unter Deck auf die Toilette müssen, was sie bei Seegang unbedingt vermeiden wollen.

Diese Annahme ist allerdings nicht richtig. Wer wenig trinkt, hat einen stark konzentrierten Urin, was die Schleimhaut in der Blase reizt und zu vermehrtem Harndrang führt. Mit anderen Worten: Man muss öfter auf die Toilette gehen, und das ist genau das Gegenteil von dem, was die meisten Leute denken. Grundsätzlich kann die Blase sehr viel Flüssigkeit aufnehmen und speichern, regelmäßiges Trinken trainiert die Blase zusätzlich. Wer mit einer trainierten Blase an Bord unterwegs ist, muss seltener auf die Toilette und braucht sich daher auf See über das Trinken keine Gedanken zu machen.

Trinken ist auch wichtig, da Menschen auf See mehr Flüssigkeit als an Land benötigen. An Bord sorgt der Seegang für einen erhöhten Energieumsatz, und die Sonneneinstrahlung tut ihr Übriges. Segler müssen daher auf See mehr als an Land trinken, um den Flüssigkeitshaushalt auszugleichen und sich wohlzufühlen.

Es gibt auch noch einen anderen Aspekt, der für eine erhöhte Flüssigkeitszufuhr spricht: Histamin ist wasserlöslich. Das heißt, wenn man viel Flüssigkeit im Körper hat, kann sich das seekrankheitsfördernde Histamin gut lösen und der Histaminspiegel sinkt, weil es besser abgebaut werden kann.

Kurzum: Wer viel trinkt, fühlt sich besser, und durch den höheren Flüssigkeitsbedarf auf See schlägt sich die Zufuhr weniger stark als an Land in der Blase nieder.

Tipp: Segelhose

Im Fachhandel für Segelbekleidung sind spezielle Ölhosen für Damen erhältlich. Der Clou: Sie lassen sich auf der Rückseite öffnen, was einen schnellen und unkomplizierten Toilettengang ermöglicht.

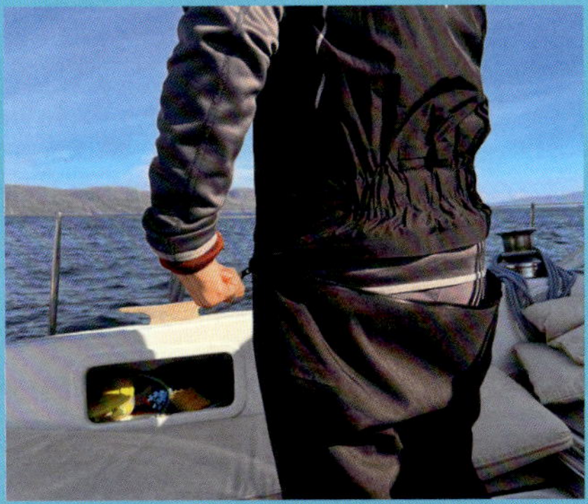

Warm halten ist leichter als warm werden

Gute Stimmung und Wohlbefinden helfen, Seekrankheit zu vermeiden. In diesem Zusammenhang gibt es noch einen Aspekt, der das Wohlbefinden stark beeinflusst. Es geht um Bekleidung oder besser gesagt darum, den Körper auf Betriebstemperatur zu halten. Dabei gilt: Warm halten ist leichter als warm werden.

Wenn ein Crewmitglied anfängt zu frieren und sich nicht unter Deck traut, weil „einem da schlecht werden kann", sollte eine seefeste Person die Segelbekleidung des Betroffenen holen. Neben der richtigen Kleidung haben sich Wolldecken und Mützen bewährt. Segler, die zur Seekrankheit neigen, sollten warme Bekleidung vor dem Auslaufen griffbereit legen. Ein aufmerksamer Skipper wird darauf achten.

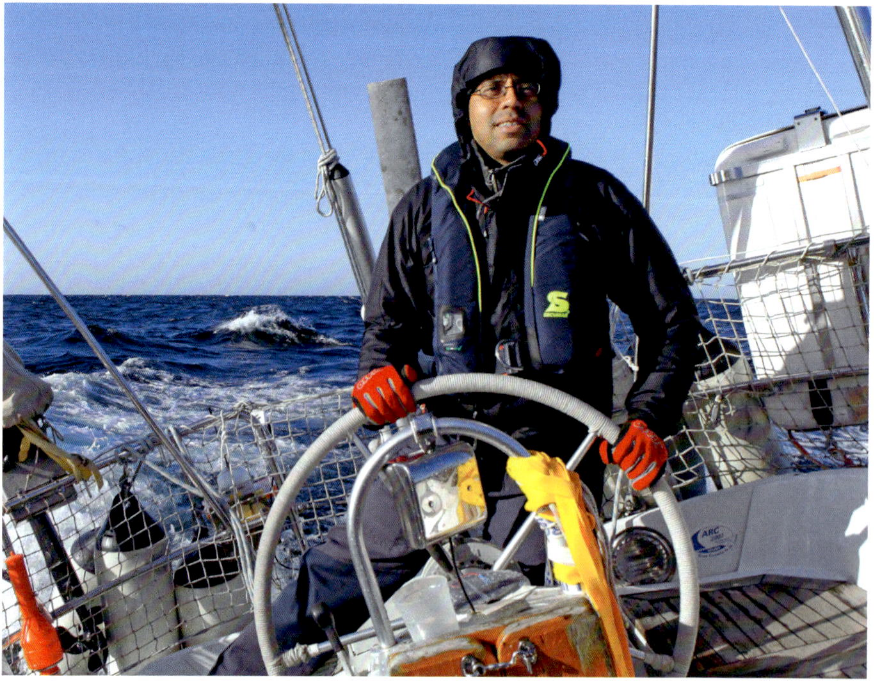

Warmhalten ist wichtig.

Eine Erhöhung des Histaminspiegels vermeiden

Die meisten der vorstehenden Tipps beziehen sich auf die Crewführung während des Segelns. Es gibt aber auch Dinge, die bereits im Hafen oder vor dem Auslaufen gesteuert werden können – beispielsweise der Histaminspiegel. Weiter vorne im Buch wurde bereits dargelegt, warum es ratsam ist, den Histaminspiegel niedrig zu halten.

Grundsätzlich ist jeder Mitsegler für seinen Histaminspiegel selbst verantwortlich. Trotzdem kann man als Skipper ein Auge darauf haben, welche Lebensmittel am ersten Abend vor Törnbeginn oder beim Frühstück vor dem ersten Auslaufen auf den Tisch kommen. Wer etwas subtiler steuern möchte, was es zu essen gibt, kann als Skipper einfach selbst kochen. So hat er ein Auge darauf, dass es ein histaminarmes Essen gibt und idealerweise vorzugsweise histaminarme Getränke gereicht werden. So wird eine Erhöhung des Histaminspiegels vermieden, ohne dass die Crew es überhaupt merkt. Das hat auch den angenehmen Nebeneffekt, dass alle Segler beim Abendessen an Bord sind und sich schon mal an das Schiff gewöhnen (Gewöhnungseffekt). Dieser Ansatz ist vor dem ersten Törntag am wirksamsten, weil die meisten Mitsegler dann noch nicht eingeschaukelt sind.

Tipp: Bordparty

Bei vielen Törns treffen sich die Crews oft schon am Vorabend der ersten Etappe. Manchmal hat man sich lange nicht gesehen, und schnell ist eine ausgelassene Party im Gange (alkoholgeschwängert, histamintreibend, müde machend). Wenn es dem Skipper hier gelingt, mit Fingerspitzengefühl und ohne Seekrankheit als Grund vorzuschieben, die Party auf den Abend nach der ersten Etappe zu verlegen, ist das sicherlich von Vorteil :-)

Mit den richtigen Wetterinformationen planen

Für eine vernünftige Törnplanung wird eine umfangreiche Wettervorhersage benötigt. Sie besteht mindestens aus den Parametern Wind, Böen, Niederschlag, Temperatur, Seegang und Dünung. Leider wird insbesondere Letzteres oft vernachlässigt.

Starke Dünung entsteht meist dann, wenn ein Wettersystem seinen Seegang über eine längere Strecke vorausschickt oder wenn der Wind nach einer Starkwindphase nachlässt und die See noch einen Tag weiter rollt, bis sie sich wieder beruhigt hat. Das mag auf der Ostsee oder dem IJsselmeer weniger ins Gewicht fallen als bei Törns im Mittelmeer, in der Karibik oder über Ozeane. Wer die Dünung übersieht oder unterschätzt, riskiert unangenehmen Seegang bis hin zu gefährlichen Kreuzseen. Je nachdem, aus welcher Richtung die Dünung kommt, rollt die Yacht dann ohne Struktur über die See, was den Personen an Bord einiges abverlangen kann. Die gute Nachricht: Mit einer vernünftigen Wettersoftware kann man das problemlos erkennen.

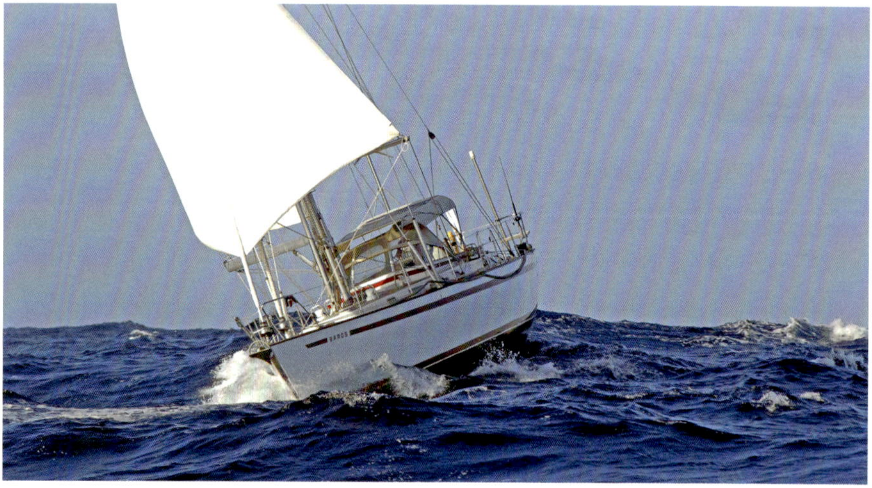

Auf hoher See ist die Dünung oft ein Thema.

Viele Törns werden von vielen Seglern lange im Voraus geplant und die Ziele entsprechend festgelegt. Allerdings muss man vor Ort das Wetter so nehmen, wie es kommt. Das kann die Törnplanung auch schon mal über den Haufen werfen, was ein gewisses Konfliktpotenzial birgt. Hier befindet sich der Skipper meist in einem Dilemma: Soll bei einer ungünstigen Wettervorhersage trotzdem gesegelt und riskiert werden, dass die Crew dann komplett

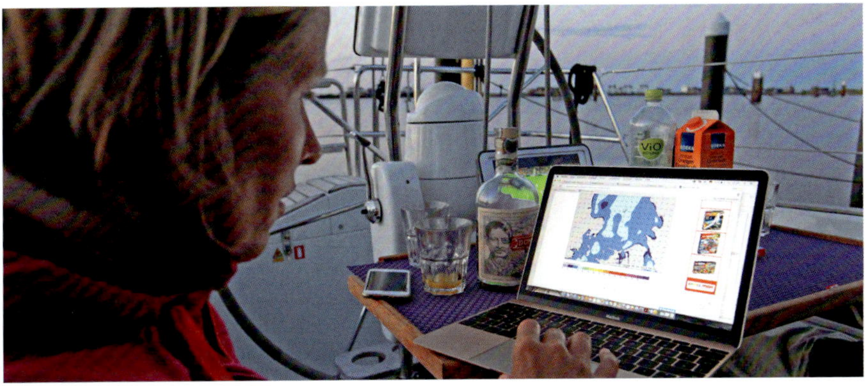

Törnplanung mit den richtigen Wetterparametern.

durchhängt, oder empfiehlt sich eher ein Hafentag? In einer solchen Konstellation ist der Hafentag meist die deutlich bessere Alternative. Dies ist segelbegeisterten Crewmitgliedern manchmal jedoch schwer zu vermitteln, insbesondere bei Chartertörns, wenn das Schiff (teuer) bezahlt wurde und möglichst viel genutzt werden soll.

Dennoch möchten wir alle Skipper ermutigen, auch unpopuläre Entscheidungen zu treffen, wenn sie dem Wohl der Crew dienen. Wer so handelt, zeigt Weitsicht und wird wahrscheinlich Schulterklopfen ernten, denn auch die Crew hat heutzutage Zugang zu diversen Wetterinformationen und sich im Zweifelsfall bereits mit den gleichen Fragen auseinandergesetzt. Außerdem gilt dieser Aspekt hauptsächlich zu Törnbeginn, wenn die Seebeine erst noch wachsen müssen. Nach ein paar Tagen ist die Crew seefit, und der Punkt gerät zunehmend in den Hintergrund.

Tipp: Online-Seminare

Das Segelfachportal BLAUWASSER.DE bietet ein umfangreiches Online-Seminarprogramm mit hochkarätigen Referenten an. Dazu gehören auch Seminare zur optimalen Nutzung von Wettersoftware.

www.blauwasser.de/termine

Nachwort

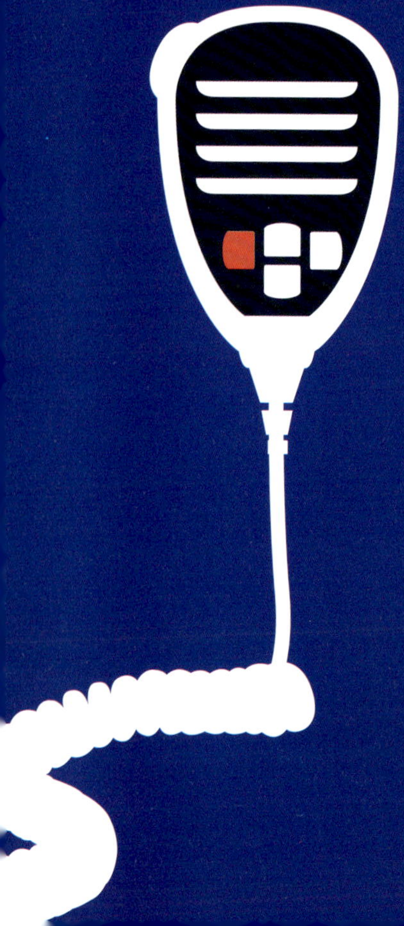

Eingangs hieß es, dass die See keine Gnade kennt. Zumindest in punkto Seekrankheit ist dieser Grundsatz nun unerheblich für Sie, weil in diesem Buch alles steckt, was Sie brauchen, um seefit zu sein. Damit das gelingt, haben wir einerseits aufgezeigt, wie die Seekrankheit funktioniert, und andererseits erklärt, dass sie ein Symptomkomplex ist, dem mit verschiedenen Maßnahmen, Methoden und Techniken aus der Medizin, der Psychologie und der Bewegungslehre begegnet werden kann.

Um seefit zu sein, müssen nicht sämtliche Gedanken und Vorschläge aus diesem Buch umgesetzt werden. Im Gegenteil: Es reicht aus zu verstehen, wie die einzelnen Bausteine funktionieren, und sich diejenigen herauszupicken, die individuell helfen, seefit zu sein. Für den einen Leser sind das vielleicht Entspannungsübungen, für die andere Leserin ist es vielleicht ein Neubeginn mit einem anderen Drehbuch. Kurzum: Es gibt viele Mittel und Wege, die Seekrankheit dauerhaft über Bord zu werfen und seefit zu sein.

An dieser Stelle des Buches treibt die Seekrankheit somit im Kielwasser, irgendwo achteraus und gedanklich weit weg. Stattdessen sollte der Ich-bin-seefit-Gedanke ihren Platz eingenommen haben.

In diesem Sinne wünschen wir Ihnen eine wunderbare Zeit auf See.

Stefanie Kamke und Sönke Roever

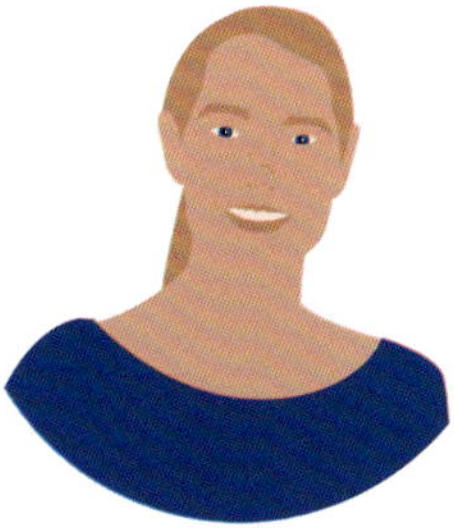

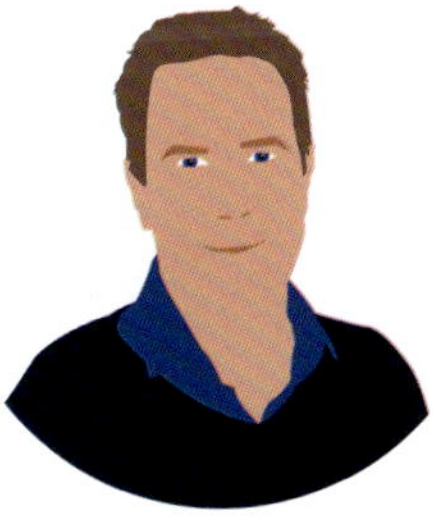

PS: Schreiben Sie uns gerne, wie Ihnen das Buch geholfen hat, seefit zu werden, und welcher Ansatz dabei besonders im Fokus stand. Sie erreichen uns unter seefit@blauwasser.de.

Weitere Infos und Tipps sowie Hinweise zu Anbietern und Seminaren gibt es auf **www.blauwasser.de/seefit**

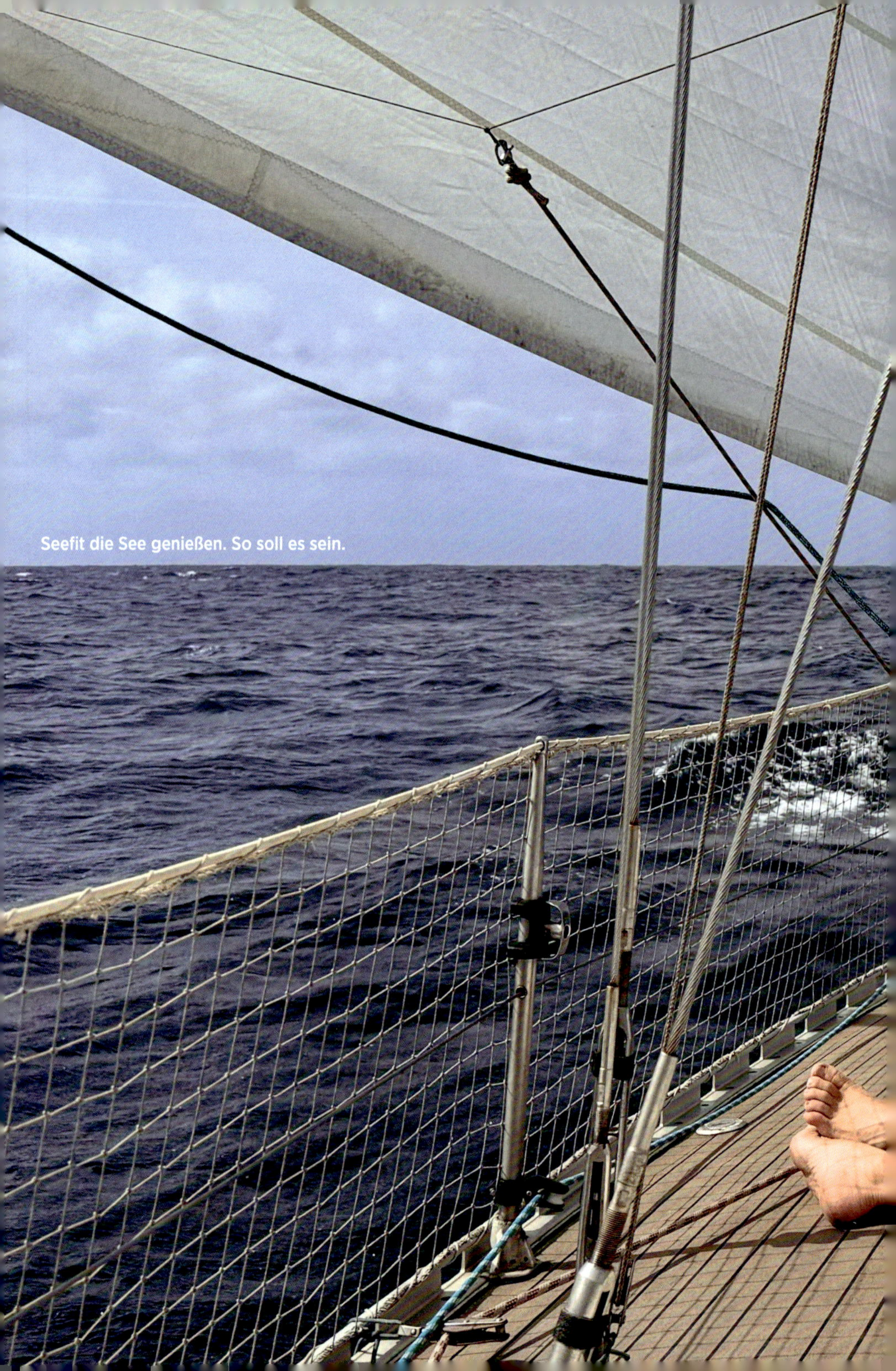

Seefit die See genießen. So soll es sein.

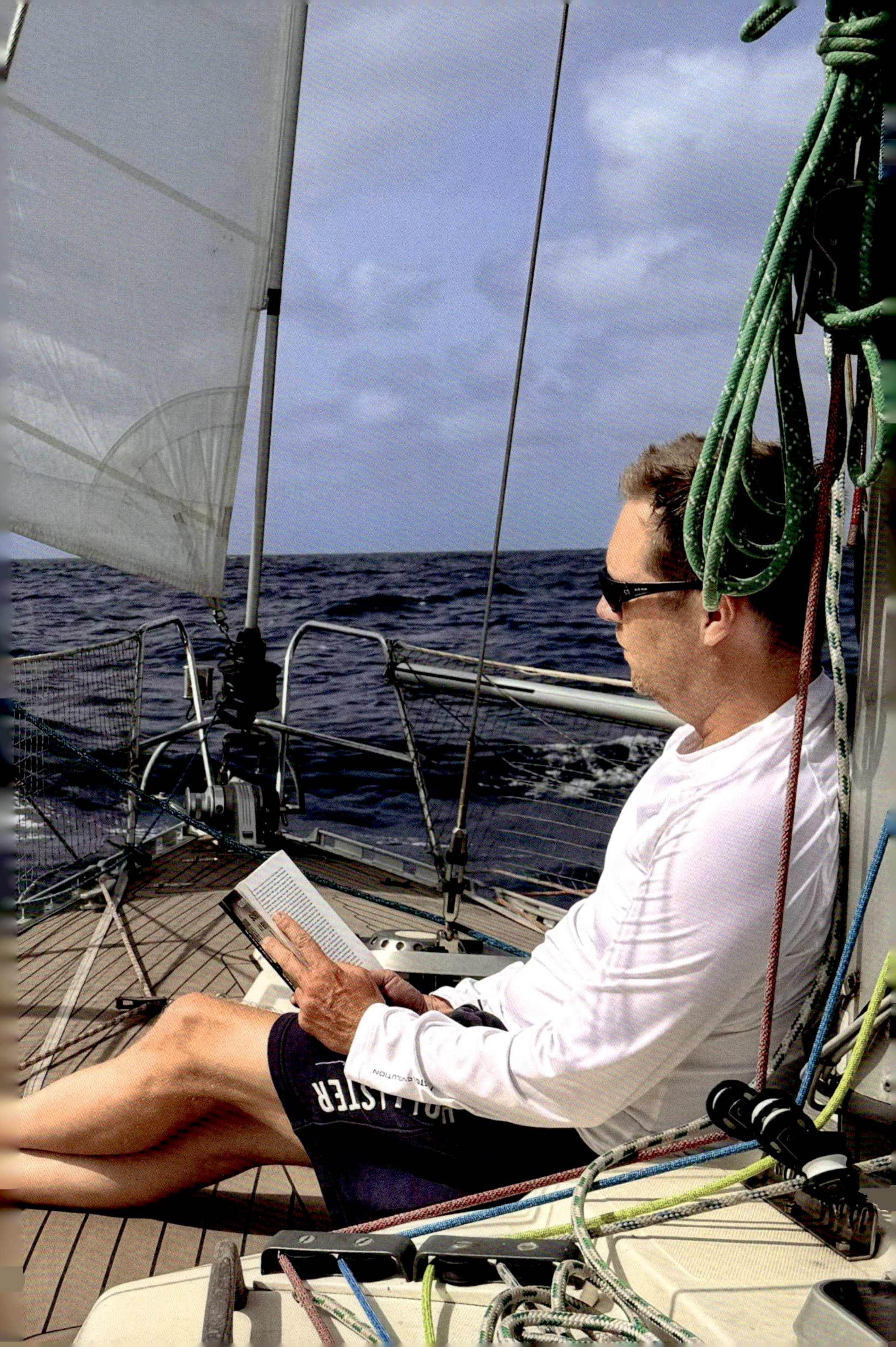

Register

Folgende Bücher von Sönke Roever sind bisher bei Delius Klasing erschienen:
Blauwassersegeln kompakt
Mein Logbuch
Mein einzigartig geniales Logbuch
Auszeit unter Segeln
1200 Tage Samstag

Bibliografische Information der Deutschen Nationalbibliothek
Die Deutsche Nationalbibliothek verzeichnet diese Publikation
in der Deutschen Nationalbibliografie; detaillierte bibliografische
Daten sind im Internet über http://dnb.dnb.de abrufbar.

1. Auflage
ISBN 978-3-667-13075-4

Texte: Stefanie Kamke und Sönke Roever
Fotos: alle Dr. Stefanie Kamke und Sönke Roever, außer:
Seite 11: iStock/ArnicArt; Seite 28: iStock/Anthony Harvie; Seite 29: iStock/d1sk; Seite 31: pexels/Antoni Shkraba; Seite 35: Lars Thomas; Seite 42: Adobe Stock/ Fred Facker; Seite 58: Adobe Stock/ nd700; Seite 80: pixabay; Seite 86: Adobe Stock/Baikal360; Seite 91: Adobe Stock/DisobeyArt; Seite 96: Adobe Stock/ Nancy; Seite 99: Adobe Stock/Alex Stemmer; Seite110: Adobe Stock/Tyler Olson; Seite 111: Adobe Stock/kojihirano; Seite 119: Boarding Ring; Seite 125: Jens Hopfer
Illustrationen: Marion Schreiber, Barcelona
Lektorat: René Stein
Layout, Umschlaggestaltung und Lithografie: Jörg Weusthoff, Hamburg
Druck: HUNTER Books GmbH, Darmstadt
Printed in Germany 2025

Delius Klasing Verlag GmbH, Siekerwall 21, D - 33602 Bielefeld
Tel.: 0521/559-0, Fax: 0521/559-115
E-Mail: info@delius-klasing.de
www.delius-klasing.de